U0307884

中国古医籍整理丛书

鲁峰医案

清·鲁峰　著

颜纯淳　校注

中国中医药出版社

·北 京·

图书在版编目（CIP）数据

鲁峰医案／（清）鲁峰著；颜纯淳校注 . —北京：中国中医药
出版社，2015. 12

（中国古医籍整理丛书）

ISBN 978 - 7 - 5132 - 2242 - 6

Ⅰ . ①鲁… Ⅱ . ①鲁… ②颜… Ⅲ . ①医案 - 汇编 - 中国 -
清代 Ⅳ . ①R249. 49

中国版本图书馆 CIP 数据核字（2014）第 292878 号

中 国 中 医 药 出 版 社 出 版
北京市朝阳区北三环东路 28 号易亨大厦 16 层
邮政编码 100013
传真 010 64405750
三河市鑫金马印装有限公司印刷
各地新华书店经销
*
开本 710 × 1000 1/16 印张 8. 25 字数 54 千字
2015 年 12 月第 1 版 2015 年 12 月第 1 次印刷
书 号 ISBN 978 - 7 - 5132 - 2242 - 6
*
定价 25. 00 元
网址 www. cptcm. com

社长热线 010 64405720
购书热线 010 64065415 010 64065413
微信服务号 zgzyycbs
书店网址 csln. net/qksd/
官方微博 http://e. weibo. com/cptcm
淘宝天猫网址 http://zgzyycbs. tmall. com

国家中医药管理局
中医药古籍保护与利用能力建设项目
组织工作委员会

主 任 委 员 王国强

副 主 任 委 员 王志勇　李大宁

执 行 主 任 委 员 曹洪欣　苏钢强　王国辰　欧阳兵

执行副主任委员 李　昱　武　东　李秀明　张成博

委　　　　　员

各省市项目组分管领导和主要专家

（山东省）武继彪　欧阳兵　张成博　贾青顺

（江苏省）吴勉华　周仲瑛　段金廒　胡　烈

（上海市）张怀琼　季　光　严世芸　段逸山

（福建省）阮诗玮　陈立典　李灿东　纪立金

（浙江省）徐伟伟　范永升　柴可群　盛增秀

（陕西省）黄立勋　呼　燕　魏少阳　苏荣彪

（河南省）夏祖昌　刘文第　韩新峰　许敬生

（辽宁省）杨关林　康廷国　石　岩　李德新

（四川省）杨殿兴　梁繁荣　余曙光　张　毅

各项目组负责人

王振国（山东省）　　王旭东（江苏省）　　张如青（上海市）

李灿东（福建省）　　陈勇毅（浙江省）　　焦振廉（陕西省）

蔡永敏（河南省）　　鞠宝兆（辽宁省）　　和中浚（四川省）

项目专家组

顾　问	马继兴　张灿玾　李经纬
组　长	余瀛鳌
成　员	李致忠　钱超尘　段逸山　严世芸　鲁兆麟
	郑金生　林端宜　欧阳兵　高文柱　柳长华
	王振国　王旭东　崔　蒙　严季澜　黄龙祥
	陈勇毅　张志清

项目办公室（组织工作委员会办公室）

主　任	王振国　王思成
副主任	王振宇　刘群峰　陈榕虎　杨振宁　朱毓梅
	刘更生　华中健
成　员	陈丽娜　邱　岳　王　庆　王　鹏　王春燕
	郭瑞华　宋咏梅　周　扬　范　磊　张永泰
	罗海鹰　王　爽　王　捷　贺晓路　熊智波
秘　书	张丰聪

前　言

　　中医药古籍是传承中华优秀文化的重要载体，也是中医学传承数千年的知识宝库，凝聚着中华民族特有的精神价值、思维方法、生命理论和医疗经验，不仅对于传承中医学术具有重要的历史价值，更是现代中医药科技创新和学术进步的源头和根基。保护和利用好中医药古籍，是弘扬中国优秀传统文化、传承中医学术的必由之路，事关中医药事业发展全局。

　　1949 年以来，在政府的大力支持和推动下，开展了系统的中医药古籍整理研究。1958 年，国务院科学规划委员会古籍整理出版规划小组在北京成立，负责指导全国的古籍整理出版工作。1982 年，国务院古籍整理出版规划小组召开全国古籍整理出版规划会议，制定了《古籍整理出版规划（1982—1990）》，卫生部先后下达了两批 200 余种中医古籍整理任务，掀起了中医古籍整理研究的新高潮，对中医文化与学术的弘扬、传承和发展，发挥了极其重要的作用，产生了不可估量的深远影响。

　　2007 年《国务院办公厅关于进一步加强古籍保护工作的意见》明确提出进一步加强古籍整理、出版和研究利用，以及

"保护为主、抢救第一、合理利用、加强管理"的方针。2009年《国务院关于扶持和促进中医药事业发展的若干意见》指出，要"开展中医药古籍普查登记，建立综合信息数据库和珍贵古籍名录，加强整理、出版、研究和利用"。《中医药创新发展规划纲要（2006—2020)》强调继承与创新并重，推动中医药传承与创新发展。

2003～2010年，国家财政多次立项支持中国中医科学院开展针对性中医药古籍抢救保护工作，在中国中医科学院图书馆设立全国唯一的行业古籍保护中心，影印抢救濒危珍本、孤本中医古籍1640余种；整理发布《中国中医古籍总目》；遴选351种孤本收入《中医古籍孤本大全》影印出版；开展了海外中医古籍目录调研和孤本回归工作，收集了11个国家和2个地区137个图书馆的240余种书目，基本摸清流失海外的中医古籍现状，确定国内失传的中医药古籍共有220种，复制出版海外所藏中医药古籍133种。2010年，国家财政部、国家中医药管理局设立"中医药古籍保护与利用能力建设项目"，资助整理400余种中医药古籍，并着眼于加强中医药古籍保护和研究机构建设，培养中医古籍整理研究的后备人才，全面提高中医药古籍保护与利用能力。

在此，国家中医药管理局成立了中医药古籍保护和利用专家组和项目办公室，专家组负责项目指导、咨询、质量把关，项目办公室负责实施过程的统筹协调。专家组成员对古籍整理研究具有丰富的经验，有的专家从事古籍整理研究长达70余年，深知中医药古籍整理研究的重要性、艰巨性与复杂性，履行职责认真务实。专家组从书目确定、版本选择、点校、注释等各方面，为项目实施提供了强有力的专业指导。老一辈专家的学术水平和智慧，是项目成功的重要保证。项目承担单位山东中医药大学、南京中医药大学、上海中医药大学、福建中医药大学、浙江省中医药研究院、陕西省中医药研究院、河南省中医药研究院、辽宁中医药大学、成都中医药大学及所在省市中医药管理部门精心组织，充分发挥区域间互补协作的优势，并得到承担项目出版工作的中国中医药出版社大力配合，全面推进中医药古籍保护与利用网络体系的构建和人才队伍建设，使一批有志于中医学术传承与古籍整理工作的人才凝聚在一起，研究队伍日益壮大，研究水平不断提高。

本着"抢救、保护、发掘、利用"的理念，该项目重点选择近60年未曾出版的重要古医籍，综合考虑所选古籍的保护价值、学术价值和实用价值。400余种中医药古籍涵盖了医经、基础理论、诊法、伤寒金匮、温病、本草、方书、内科、外科、女科、儿科、伤科、眼科、咽喉口齿、针灸推拿、养生、医案医话医论、医史、临证综合等门类，跨越唐、宋、金元、明以迄清末。全部古籍均按照项目办公室组织完成的行业标准《中医古籍整理规范》及《中医药古籍整理细则》进行整理校注，绝大多数中医药古籍是第一次校注出版，一批孤本、稿本、抄本更是首次整理面世。对一些重要学术问题的研究成果，则集中收录于各书的"校注说明"或"校注后记"中。

"既出书又出人"是本项目追求的目标。近年来，中医药古籍整理工作形势严峻，老一辈逐渐退出，新一代普遍存在整理研究古籍的经验不足、专业思想不坚定等问题，使中医古籍整理面临人才流失严重、青黄不接的局面。通过本项目实施，搭建平台，完善机制，培养队伍，提升能力，经过近5年的建设，锻炼了一批优秀人才，老中青三代齐聚一堂，有效地稳定了研究队伍，为中医药古籍整理工作的开展和中医文化与学术的传承提供必备的知识和人才储备。

本项目的实施与《中国古医籍整理丛书》的出版，对于加强中医药古籍文献研究队伍建设、建立古籍研究平台，提高古籍整理水平均具有积极的推动作用，对弘扬我国优秀传统文化，推进中医药继承创新，进一步发挥中医药服务民众的养生保健与防病治病作用将产生深远影响。

第九届、第十届全国人大常委会副委员长许嘉璐先生，国家卫生计生委副主任、国家中医药管理局局长、中华中医药学会会长王国强先生，我国著名医史文献专家、中国中医科学院马继兴先生在百忙之中为丛书作序，我们深表敬意和感谢。

由于参与校注整理工作的人员较多，水平不一，诸多方面尚未臻完善，希望专家、读者不吝赐教。

国家中医药管理局中医药古籍保护与利用能力建设项目办公室

二〇一四年十二月

许 序

"中医"之名立，迄今不逾百年，所以冠以"中"字者，以别于"洋"与"西"也。慎思之，明辨之，斯名之出，无奈耳，或亦时人不甘泯没而特标其犹在之举也。

前此，祖传医术（今世方称为"学"）绵延数千载，救民无数；华夏屡遭时疫，皆仰之以度困厄。中华民族之未如印第安遭染殖民者所携疾病而族灭者，中医之功也。

医兴则国兴，国强则医强。百年运衰，岂但国土肢解，五千年文明亦不得全，非遭泯灭，即蒙冤扭曲。西方医学以其捷便速效，始则为传教之利器，继则以"科学"之冕畅行于中华。中医虽为内外所夹击，斥之为蒙昧，为伪医，然四亿同胞衣食不保，得获西医之益者甚寡，中医犹为人民之所赖。虽然，中国医学日益陵替，乃不可免，势使之然也。呜呼！覆巢之下安有完卵？

嗣后，国家新生，中医旋即得以重振，与西医并举，探寻结合之路。今也，中华诸多文化，自民俗、礼仪、工艺、戏曲、历史、文学，以至伦理、信仰，皆渐复起，中国医学之兴乃属必然。

迄今中医犹为国家医疗系统之辅，城市尤甚。何哉？盖一则西医赖声、光、电技术而于20世纪发展极速，中医则难见其进。二则国人惊羡西医之"立竿见影"，遂以为其事事胜于中医。然西医已自觉将入绝境：其若干医法正负效应相若，甚或负远逾于正；研究医理者，渐知人乃一整体，心、身非如中世纪所认定为二对立物，且人体亦非宇宙之中心，仅为其一小单位，与宇宙万象万物息息相关。认识至此，其已向中国医学之理念"靠拢"矣，虽彼未必知中国医学何如也。唯其不知中国医理何如，纯由其实践而有所悟，益以证中国之认识人体不为伪，亦不为玄虚。然国人知此趋向者，几人？

国医欲再现宋明清高峰，成国中主流医学，则一须继承，一须创新。继承则必深研原典，激清汰浊，复吸纳西医及我藏、蒙、维、回、苗、彝诸民族医术之精华；创新之道，在于今之科技，既用其器，亦参照其道，反思己之医理，审问之，笃行之，深化之，普及之，于普及中认知人体及环境古今之异，以建成当代国医理论。欲达于斯境，或需百年欤？予恐西医既已醒悟，若加力吸收中医精粹，促中医西医深度结合，形成21世纪之新医学，届时"制高点"将在何方？国人于此转折之机，能不忧虑而奋力乎？

予所谓深研之原典，非指一二习见之书、千古权威之作；就医界整体言之，所传所承自应为医籍之全部。盖后世名医所著，乃其秉诸前人所述，总结终生行医用药经验所得，自当已成今世、后世之要籍。

盛世修典，信然。盖典籍得修，方可言传言承。虽前此50余载已启医籍整理、出版之役，惜旋即中辍。阅20载再兴整理、出版之潮，世所罕见之要籍千余部陆续问世，洋洋大观。

今复有"中医药古籍保护与利用能力建设"之工程，集九省市专家，历经五载，董理出版自唐迄清医籍，都400余种，凡中医之基础医理、伤寒、温病及各科诊治、医案医话、推拿本草，俱涵盖之。

噫！璐既知此，能不胜其悦乎？汇集刻印医籍，自古有之，然孰与今世之盛且精也！自今而后，中国医家及患者，得览斯典，当于前人益敬而畏之矣。中华民族之屡经灾难而益蕃，乃至未来之永续，端赖之也，自今以往岂可不后出转精乎？典籍既蜂出矣，余则有望于来者。

谨序。

第九届、十届全国人大常委会副委员长

许嘉璐

二〇一四年冬

王 序

中医学是中华民族在长期生产生活实践中，在与疾病作斗争中逐步形成并不断丰富发展的医学科学，是中国古代科学的瑰宝，为中华民族的繁衍昌盛作出了巨大贡献，对世界文明进步产生了积极影响。时至今日，中医学作为我国医学的特色和重要医药卫生资源，与西医学相互补充、相互促进、协调发展，共同担负着维护和促进人民健康的任务，已成为我国医药卫生事业的重要特征和显著优势。

中医药古籍在存世的中华古籍中占有相当重要的比重，不仅是中医学术传承数千年最为重要的知识载体，也是中医为中华民族繁衍昌盛发挥重要作用的历史见证。中医药典籍不仅承载着中医的学术经验，而且蕴含着中华民族优秀的思想文化，凝聚着中华民族的聪明智慧，是祖先留给我们的宝贵物质财富和精神财富。加强对中医药古籍的保护与利用，既是中医学发展的需要，也是传承中华文化的迫切要求，更是历史赋予我们的责任。

2010 年，国家中医药管理局启动了中医药古籍保护与利用能力建设项目。这既是传承中医药的重要工程，也是弘扬优秀民族文化的重要举措，不仅能够全面推进中医药的有效继承和创新发展，为维护人民健康做出贡献，也能够彰显中华民族的璀璨文化，为实现中华民族伟大复兴的中国梦作出贡献。

相信这项工作一定能造福当今，嘉惠后世，福泽绵长。

国家卫生与计划生育委员会副主任

国家中医药管理局局长

中华中医药学会会长

王国强

二〇一四年十二月

马 序

新中国成立以来，党和国家高度重视中医药事业发展，重视古籍的保护、整理和研究工作。自 1958 年始，国务院先后成立了三届古籍整理出版规划小组，分别由齐燕铭、李一氓、匡亚明担任组长，主持制订了《整理和出版古籍十年规划（1962—1972）》《古籍整理出版规划（1982—1990）》《中国古籍整理出版十年规划和"八五"计划（1991—2000）》等，而第三次规划中医药古籍整理即纳入其中。1982 年 9 月，卫生部下发《1982—1990 年中医古籍整理出版规划》，1983 年 1 月，中医古籍整理出版办公室正式成立，保证了中医古籍整理出版规划的实施。2002 年 2 月，《国家古籍整理出版"十五"（2001—2005）重点规划》经新闻出版署和全国古籍整理出版规划领导小组批准，颁布实施。其后，又陆续制定了国家古籍整理出版"十一五"和"十二五"重点规划。国家财政多次立项支持中国中医科学院开展针对性中医药古籍抢救保护工作，文化部在中国中医科学院图书馆专门设立全国唯一的行业古籍保护中心，国家先后投入中医药古籍保护专项经费超过 3000 万元，影印抢救濒危珍、善、孤本中医古籍 1640 余种，开展了海外中医古籍目录调研和孤本回归工作。2010 年，国家财政部、国家中医药管理局安排国家公共卫生专项资金，设立了"中医药古籍保护与利用能力建设项目"，这是继 1982～1986 年第一批、第二批重要中医药古籍整理之后的又一次大规模古籍整理工程，重点整理新中国成立后未曾出版的重要古籍，目标是形成并普及规范的通行本、传世本。

为保证项目的顺利实施，项目组特别成立了专家组，承担咨询和技术指导，以及古籍出版之前的审定工作。专家组中的许多成员虽逾古稀之年，但老骥伏枥，孜孜不倦，不仅对项目进行宏观指导和质量把关，更重要的是通过古籍整理，以老带新，言传身教，培养一批中医药古籍整理研究的后备人才，促进了中医药古籍保护和研究机构建设，全面提升了我国中医药古籍保护与利用能力。

作为项目组顾问之一，我深感中医药古籍保护、抢救与整理工作的重要性和紧迫性，也深知传承中医药古籍整理经验任重而道远。令人欣慰的是，在项目实施过程中，我看到了老中青三代的紧密衔接，看到了大家的坚持和努力，看到了年轻一代的成长。相信中医药古籍整理工作的将来会越来越好，中医药学的发展会越来越好。

欣喜之余，以是为序。

中国中医科学院研究员

马继兴

二〇一四年十二月

校注说明

　　《鲁峰医案》，作者鲁峰，字观岱，生卒年不可考。据书中自序及正文，当为清乾隆年间医家，曾于滦阳、热河、京都、沈阳等地行医。全书 3 册，不分卷，成书于清乾隆五十二年（1787）。

　　该书现仅存山东省图书馆馆藏清代精抄本，经查阅《历代史志书目著录医籍汇考》、道光《承德府志》等该书成书后面世的相关书籍，皆未见著录。据此判断《鲁峰医案》目前仅存手抄孤本，并以此本为底本，进行校注整理。

　　主要校注原则如下：

　　1. 原书为繁体竖排，今改为简体横排，按内容分段，并进行标点。

　　2. 底本中的异体字、古字、俗字，径改不出校记。通假字保留，并在首见处出校记说明。

　　3. 底本中表示上下文意思的"右""左"统一径改"上""下"，不出校记。

　　4. 底本目录原分列于各类篇首，今统一编排形成目录，并删去原有各篇目录。

　　5. 底本处方中具体药物与煎服法间未分段，为便于阅读，本次整理予以分段。

叙

予于乾隆甲申秋，偶患喉痛，初觉声音喑哑，渐至痰壅气促而痛益剧，医治百端，未能少瘥。适有卫守张公，浙之绍兴人，需次①都门，素精岐黄，遂请诊视。云此阴虚火炎，上贯喉咙，为劳怯之一端。乃用六味地黄汤大剂加减，一帖而音出，八帖而全愈。张公虽武科甲而温雅可亲，时讲究医理之精微奥妙，病症之水火阴阳，六脉之浮沉迟数，药味之君臣佐使，亲切详明，靡不了当。盖渊源有自，本诸仲景者为多。闻之颇有会心，因执弟子礼而师事之，公余日夕往谒，口授方术。未及二载，而师铨授②山左。青囊③虽远，良矩犹存。由是锐志研求，广览群书，详参药性，每遇病症，延医治之不痊，乃敢处方用药。服之辄效者，一奉吾师之教，且遵用仲景诸方，更多奇验焉。吁！医理精微，方书浩瀚，予学识粗浅，何敢架空立议，假症拟方。仅就年来经验数事著方列案，以俟博雅君子之教正云。

乾隆五十二年夏六月鲁峰观岱书于滦阳④僧舍

① 需次：指官吏授职后，按照资历依次补缺。
② 铨授：选拔任命官员。
③ 青囊：古代医家存放医书的布袋。借指医术、医生。
④ 滦阳：河北省承德市的别称。因在滦河之北故名。

目 录

① 散：原作汤，据正文改。

虚损类 附吐血衄血便血

虚者气血之虚，损者脏腑之损，虚久致损。损肺伤气，皮焦毛槁，宜养气。损心伤神，血脉不荣，宜调荣卫。损脾仓廪伤饮食，不为肌肤，宜节饮食，适寒温。损肝伤筋，筋缓不收，宜缓中。损肾伤精，骨髓消减，宜益精。所谓虚者，有气虚、血虚、阳虚、阴虚也。气虚者，脾肺二经虚也，或饮食，或劳碌，气衰火旺，四肢困热，少气懒言，动作喘乏，自汗心烦，宜温补中气。血虚者，心肝二经虚也，吐血便血，或诸血失道妄行，眼花头晕，宜养心补血。阳虚者肾中之真阳虚也，阴虚者肾中之真阴虚也，皆劳心好色之所致。骨蒸潮热，自汗盗汗，朝凉暮热，干咳痰嗽，口干咽燥，审是水虚，宜用纯甘壮水之剂补阴以配阳，虚火自降，审是火虚，宜用甘温益火之品补阳以配阴，沉寒自敛。此虚损之大概，施治之法，不可紊也。

清音化痰汤 此张师治予喉痛失音之方也。初予患喉痛微有痰涎，后至语言无音，虽未着床，然形体消瘦矣。延师诊视之曰：此劳怯之一端也。遂立此汤。服头煎而音出，约八剂而全愈，后服滋阴补血丸药数月而身体健壮矣。

治肝肾两亏，阴虚火炎，喉痛音哑，痰壅气促之症，经验。忌服半夏、白术燥烈之药，并房劳忿怒动火之事，失治则成喉疳败症也。

大生地三钱　熟地五钱　元参三钱，盐水炒透　枸杞子二

钱，酒炒　　女贞子三钱　　天冬三钱，去心　　麦冬三钱，去心
丹皮二钱　　山药四钱，微炒

水煎服。

肝火炽盛，肾水亏竭，水不制火，阴火上冲，而贯喉咙，故咽干作痛，日久失音也。痰为火苗，火灼津液而成痰，致痰壅气促也。方中用熟地、元参以滋肝肾而补真阴，且壮水以制火而除痰。生地入心肾而凉血生血，枸杞、女贞益肝肾而生精气。天冬、麦冬滋肾润燥，益水降火，消痰止嗽，清喉发音。丹皮凉血退蒸，泻君相之伏火，且清肝与心包之热。山药清虚热而补脾涩精，且能制地黄之滑利。阴生水足则火降而痰化，喉痛消而音出也。

桂附养脏汤此予治两姨弟索大爷口疮腹泄之方也。初伊患口疮腹泄之症已经数月，后至食水下咽肠一鸣而即泄出，胃间毫不能存，六脉沉细将绝，神脱气惫，四肢厥凉，危在旦夕。予视之恻然，见其口干，不时饮水，乃立一罂粟壳、车前子、淡竹叶、酸梅加红糖之方，令其煎汤以代茶。不期饮一日夜，腹泄止一半而口疮渐消，饮粥亦能少存。次日诊其脉，脉亦微起，遂用此方连服十数剂而愈。寔①令人意想不及，洵所谓药治有缘人也。

治腹泄日久，肠滑脱泄，饮食不存，口内生疮，服治口疮清凉之药则腹泄益甚，服止泄收涩之药则口疮尤剧，口渴烦燥，形体消瘦，四肢厥凉，脉息奄奄之症，经验。少有迟缓，则服药不及也。

---

① 寔（shí 实）：通"实"。

熟地三钱　附子一钱，炮　肉桂一钱，捣块　破故纸一钱五分，盐炒　山药三钱，炒　党参二钱　黄芪三钱，蜜炙　归身二钱，酒洗　白芍三钱，酒炒　茯苓二钱，乳浸　陈皮一钱，留白　罂粟壳二钱，蜜炙　诃子二钱，面煨　肉豆蔻二钱，面煨川牛膝一钱五分，酒蒸　车前子二钱，微炒　炙甘草二钱

引加煨姜一片，大枣二枚，煎出，微冷服。每煎分三次服，服后压以食。

大肠者传导之官，肾者作强①之官。酒色过度，斲丧②真元，则肾火衰而不能温养脾土，故泄。泄久脾虚肠滑，则饮食入胃不能消化而肠滑不能存贮，故随食下也。肾精枯竭，龙雷之火不安其位而上炎，故口内生疮。此火非芩、连、知、柏而可消也，此土非白术、莲肉而能健也。方中君以熟地、附子、肉桂补肾生精，补命门之火以生土，而引上炎无根之火降而归元。破故纸助命火而止肾泄，山药涩精而补脾。臣以党参、黄芪、茯苓、陈皮、炙甘草治阳虚气弱而补益脾胃，归身、白芍治阴亏血败而和养肝脾。佐以罂粟壳、诃子、肉豆蔻固肾补肠，收脱涩泻。使以牛膝、车前子利小便而不走气，益肝肾藉以下行。引以煨姜、大枣温肠胃而和营卫。此乃阴阳交补，气血兼资，而又涩以止脱，故应手而愈也。再每煎分三次服者，恐通口直下，肠滑而胃间不能存也。服后压以食者，防治肾妨心，治命门妨肺之义也。

---

① 作强：原作"强作"，据《素问·灵兰秘典论》改。

② 斲（zhuó 灼）丧：摧残、伤害。斲，原指大锄，引申为用刀、斧等砍削。

凉血固金汤 此张堂官治予吐血之方也。初予因家务烦劳又感哀恸，遂作咳嗽，每于饭后并申酉之际大口吐血也。延太医堂官张公诊视，服药六剂而血止，又加减药味，服六剂后，每于早间服麦味地黄丸，晚间服归脾丸，并令常食三七，经三月咳止而愈。

治阴虚火炎，肺胃火盛，气壅作咳，血随咳上，连口涌吐，气虚懒食之症，经验。忌急怒烦恼之事，并火酒辛辣之物。

大生地三钱　当归二钱，酒洗　白芍二钱，酒炒　侧柏叶三钱，炒　枇杷叶二钱，蜜炙　百合二钱　麦冬三钱，去心　橘红一钱五分　茜草二钱　丹皮二钱　石斛二钱，金钗　栀子二钱，炒　黄芩二钱，酒炒　桔梗二钱

引加鲜藕节三个，煎服。

此劳心伤肾，加以肺胃火盛，血热逆行也。生地黄入心肾而滋阴，兼能凉血生血，用大枝者，为其力纯而走肾经也。当归、白芍养血益阴，和肝而能引血归经。侧柏叶禀兑金之气以制木，木主升，金主降，使升降相配则血得以引经归肝。枇杷叶职司清降，清肺和胃，降火而止呕逆。百合、麦冬润肺清热，止嗽固金。橘红理气消痰，栀子去胃火而泻三焦之热。黄芩、桔梗清肺止咳，开提气血。茜草入厥阴血分，消瘀通经而能止血。丹皮清肝，泻血分之热，兼退心包之火。石斛入肾而涩元气，益精强阴，平胃气而除虚热。以藕节为引者，和血解热而消瘀血也。肺胃火清则咳自止，水生血凉则血不逆行而吐也。

清肝补血汤 此予治香山舅母之婿吐血之方也。初婿素本壮实

之体，因急怒而吐血已至三月，血虽少止而气血两虚，胁痛喘逆，不能寝卧，饮食不下，形体消瘦，病至垂危。予往探舅母，据云在婿家办后事，因至伊家，遂诊视而立此汤，并立丸药方而归。后伊按方服汤药二剂咳止而得卧，又六剂思食而愈矣。丸药方即按此汤去柴胡倍加黄芪也。

治怒气伤肝，左胁刺痛，水亏火炎，气逆喘咳，寝卧不下，吐血日久，不思饮食，面色青惨，肢体羸瘦之症，经验。忌气恼忧思劳碌之事，失治则血脱也。

柴胡二钱，醋炒　黄芪三钱，蜜炙　当归三钱，酒洗　白芍三钱，酒炒　阿胶二钱，蛤粉炒　侧柏叶二钱，炒　枇杷叶二钱，蜜炙　大生地三钱　熟地三钱　天冬二钱，去心　麦冬三钱，去心　北五味一钱，炒　陈皮一钱五分　百合三钱　大小蓟三钱

引加鲜藕节三个，煎服。

此急怒伤肝，肝火上逆之吐血也。血伤阴必亏，故喘咳也。诊视其脉，两寸沉微而涩，左关结涩而急，左尺沉伏，右关、右尺虽软而有神。乃气血两亏，肝血耗竭，肾水将绝之候。幸右关胃气犹存，右尺命火未败。脉不见吼①者，日久气败而脉陷也。方中用柴胡平肝经之邪热而引清气上行。黄芪、归、芍补血助气，益三阴而和肝。阿胶养肝益气，补阴定喘。侧柏叶滋阴理血而清血分之热。枇杷叶清肺和胃，能抑火热之上逆。生熟二地黄补真阴而生血。天麦二冬滋肾润燥，清金降火，益水之上源。五味

---

① 吼：疑为犼，下同。

子益气生津，强阴补精，敛肺气而收五脏耗散之气。百合润肺宁心，清热止嗽且补肺而固金。大小蓟、藕节止吐血而养血，兼能生新血而消瘀血。用陈皮者，佐黄芪补气而化痰也。

归元止血汤此予治刑科笔帖式①武公血涌暴吐之方也。初武公偶触哀恸，血涌暴吐昏厥，苏后觉少腹气逆上冲至喉，寝卧不下，目不能合，饮食亦不得下。问其故，答以卧下则气截，目合则气堵，若是者已二日夜，奄奄垂毙。服此汤头煎而能卧得眠，尽剂血止而进饮食，服二剂病瘥。后依方加味配丸药服月余而愈矣。

治哀恸过情，血涌暴吐，昏厥仆倒，奔豚气逆，直上冲喉，身不能俯，寝卧不下，目不能合，不思饮食，面色微赤，神直喘促，气息奄奄，危在旦夕之症，经验。少迟则神脱气绝也。

熟地五钱　肉桂一钱五分，捣碎　当归三钱，酒洗　白芍二钱，酒炒　阿胶二钱，蛤粉炒　侧柏叶二钱，炒

引加鲜藕节二个，水煎微冷服。

此哀恸伤肝，肾经虚损，龙雷之火上泛而吐血也。诊视其脉，两寸浮大而空，两关沉涩，两尺沉伏，乃血脱气极之候。予辞以另请高明者医之，奈武公苦缠哀求，断难推却，遂立此汤，竟应手而效焉。方中用熟地、归、芍、阿胶、侧柏叶无非益阴理血之药，所取效者在肉桂。夫龙雷之火，非水湿可以折之，肉桂与火同气，据其窟宅而招

① 笔帖式：清代于各衙署设置的低级文官，掌理翻译满汉章奏文书。

之以引火归元而泄奔豚，使气不冲逆，故能寝卧合目而眠矣，饮食得进而气有所资也。然失血之症，大抵滋阴止咳、养血清热者居多，宜用肉桂辛热纯阳之味者极少，此汤虽有回春之妙，非审得症候之真切，不可轻投也。

滋阴理血汤此予治富护军①吐血不止之方也。伊本弱体，加以官差私务烦劳，忽于春间咳嗽吐血，服药多剂，两月未止，气虚喘急，转唤人求予医治，遂立此汤，服二剂而血止，后加减药味，连服八剂而愈矣。

治血随咳上，不时满口而吐，日久不止，胸膈胀满，气急喘逆，面黄体瘦，饮食无味之症，经验。似此失血之症，予经手者多矣，最忌服半夏、白术燥烈之药，及房劳忿怒忧思之事，火酒胡椒辛辣之物。果能无犯，十中保九，如不能忌，则日久肺损，随血而出，或致血枯，吐出白血而毙矣。

大生地五钱　熟地三钱　当归二钱，酒洗　白芍三钱，酒炒　丹皮二钱　犀角二钱，镑②　阿胶二钱，蛤粉炒　侧柏叶二钱，炒　麦冬四钱，去心　花粉二钱　栀子二钱，炒　黄芩二钱，酒炒　桔梗二钱　枇杷叶二钱，蜜炙　大小蓟三钱

引加鲜藕节三个，煎服。

诊视其脉，左尺沉微，右寸洪数，右关洪大而吼，乃阴虚水亏，火炎作咳，肺胃火盛，失血之候。肺为火灼，

---

① 护军：清代守卫官城的八旗兵。

② 镑：雷公炮制十七法之一。将坚硬的药材用特制的工具"镑刀"刨成薄片，如镑羚羊角、镑犀角等。

血热而动，故逆行而吐也。方中用生地、熟地生血凉血，滋肾水，补真阴。当归、白芍养血和肝而敛阴。丹皮凉血散肝，退阴火之上逆。犀角清心，解胃中之大热，角乃犀之精华所聚，足阳明胃药也，故能入阳明解一切毒，疗一切血。阿胶、侧柏叶清肺定喘，清血热而滋阴。麦冬生津止嗽，润肺清痰。花粉、栀子涤荡阳明之积热而清三焦之郁火。黄芩、桔梗清肺火而去喘。枇杷叶、大小蓟清肺和胃，降火逆而养血止吐。引以藕节者，止吐血而消瘀血。使水生而金得养，则咳止而血自不妄行也。

加味归脾汤 此予治一宗室①吐血之后失调之方也。初伊因嗜欲劳伤而致吐血，服滋阴止血之药而血止，惟嗜卧懒动，总无精神，饮食无味，夜间不眠，日晡发热，咳嗽不止，延予诊视，遂立此汤，连服八剂，前症稍退，后依方配丸药，服半载而愈。

治吐血之症，血止之后，劳伤心脾，面黄赢瘦，嗜卧懒动，日晡发热，夜间盗汗，虚眠不寐，或不成眠，神虚惊悸，饮食无味，咳嗽不止之症，经验。失治则成劳怯之症也。

黄芪三钱，蜜炙　人参一钱　炙甘草一钱五分　归身三钱，酒洗　白芍三钱，酒炒　熟地三钱　龟板二钱，酥炙　阿胶二钱，蛤粉炒　茯神二钱　远志一钱五分，去心　酸枣仁三钱，炒山药三钱，炒　地骨皮二钱　陈皮一钱　木香七分，煨

---

① 宗室：帝王的宗族。清代特指清显祖爱新觉罗·塔克世（努尔哈赤的生父，于清顺治五年追尊为显祖宣皇帝）的后裔。

引加生姜一片，红枣三枚去核，煎服。

此因失血血亏，日久气耗，心脾两伤也。心藏神而生血，吐血则心血有伤，故神虚惊悸也。心为脾母，心病则脾伤，脾主思而藏血，脾虚不能统血，故嗜卧懒动而不能眠也。血为阴，失血则阴分有亏，故日晡交阴分之际，便有作热及寝后出盗汗而发咳嗽也。方中用黄芪、人参、炙甘草补气而壮脾，归身、白芍养血而益阴，熟地、龟板补真阴而滋阴血，阿胶补肺资血。茯神、远志、酸枣仁补心育神，交通心肾而敛心气，治虚惊不眠。山药清虚热而补脾固肾，地骨皮清阴火而退盗汗，陈皮佐参芪以理气。木香行气而舒脾，助参、芪以补气，使之引血归脾之义。引以姜、枣者，温肠胃而调营卫也。

清热化瘀汤 此予治兵部昆公吐血而兼便血之方也。初昆公由京至滦月余，总觉胸膈痞满，后忽然胸胃胀痛，喘息不继，色变昏迷，手足厥凉，大汗如珠，上吐下泄，俱系黑紫之血，而吐有黑水，泄者如胶。延予诊视，其脉甚涩，遂立此汤。服一剂，胸膈胀痛吐逆俱止，喘息厥凉悉退，而大便仍见血如胶条，兼下许多黑坚燥屎，次日服理血清热之剂。

治夏令天气亢烈，火热搏血，瘀血蓄存胃脘而作痞满，上冲胸膈以致胀痛气逆，喘息不继，血壅气闭，故色变神昏，手足厥凉，大汗如珠之症，经验。忌服人参、黄芪补剂，失治则瘀血冲逆不止而气闭昏厥莫救也。

大生地三钱　赤芍□钱　丹皮二钱　归尾二钱　桃仁一钱五分，研泥　大黄一钱五分，酒洗　侧柏叶二钱，炒　枇杷叶

二钱，蜜炙　枳壳二钱，麸炒　陈皮一钱　花粉二钱　栀子二钱，炒

每煎分二次服。

《经》云：亢则害，承乃制。火极似水则色黑也。火热搏血，瘀血蓄胃，必以清热化瘀为要。故用生地、赤芍、丹皮清血分之热而行血散滞。大黄、归尾、桃仁破积血而化瘀，且润燥荡热，推瘀血而下燥结。侧柏叶生而向西，禀兑金之正气，能制肝木，养阴而清血分之热。枇杷叶职司清降，清肺热而抑火热之上逆。枳壳、陈皮宽肠利膈，理气开胸而除气血之滞。花粉、栀子润燥生津，清胃脘之血热而泻三焦之火郁。分二次缓服者，因病者气已虚耗，防其力猛直下而致气脱也。

理血泻热汤此予治昆公之第二方也。服二剂而胸膈利，能进饮食，后服加味当归补血汤数剂而愈。

大生地三钱　当归二钱，酒洗　赤芍二钱　侧柏叶二钱，炒　枇杷叶二钱，蜜炙　枳壳二钱，麸炒　花粉三钱　栀子二钱，炒　黄芩一钱五分，炒　木通二钱　赤苓二钱　泽泻一钱五分　甘草一钱

引加竹叶一钱，灯心一子①，煎服。

此即前方去归尾、桃仁、大黄、丹皮、陈皮，用当归以养血，木通、赤苓、泽泻、甘草行水，以泄膀胱之热而由溺解也。

---

① 一子：一束、一捆。

加味犀角地黄汤此予治淑春园听事人①张姓鼻衄之方也。伊初觉内热气逆，后鼻中流血，竟日不止，予用此汤，服一剂血止，二剂而愈。

治胃火热盛，血因火逼，不安其位，僭逆妄行，由鼻而出，涌流不止，名曰鼻衄之症，经验。失治则血流枯竭而成败症也。

犀角二钱，镑　大生地三钱　当归二钱，酒洗　白芍二钱，生　丹皮二钱　黄芩二钱，酒炒　栀子二钱，炒　枳壳二钱，麸炒　花粉二钱

煎出兑藕汁一酒钟和服。

血症，吐行浊道，衄得清道，循经之血，走而不守，随气而行，火气急迫，故随经直犯清道，上脑而出于鼻也。犀，水兽也，可以分水，可以通天。鼻衄之血从任督而至巅顶入鼻中，惟犀角能下入肾水，引滋阴之品由督脉而上也，其性大寒，能解胃热而清心火。生地凉血而滋阴水，当归养血而引血归经，白芍和阴血而泻肝火，丹皮泻血分之伏火，黄芩养阴彻热而泻上中二焦之火，栀子去火郁而清三焦之火，枳壳泻肺下气而抑上僭之热，花粉治热狂时疾而佐犀角以清胃火，藕汁凉血散瘀。热解火降则火不逼血，血不妄行而衄血自止也。

槐角理脏汤此予治太常寺役张洪仁便血之方也。伊嗜饮火酒而患便血之症，予立此汤，连服八剂而愈。

---

①　听事人：听差。

治过饮火酒销铄①肠胃，并嗜食炙煿厚味，热积脏腑，损伤阴络之血，血渗大肠，随便而下，不拘血色之鲜紫，此之谓脏毒之症，经验。忌火酒辛辣之物，失治则脏腑损而不治也。

大生地三钱　槐角二钱，乳蒸　地榆二钱　子芩二钱　当归二钱，酒洗　白芍三钱，酒炒　枳壳一钱五分，麸炒　侧柏叶二钱，炒　花粉二钱　秦艽一钱五分　荆芥一钱五分，炒黑

引加鲜藕二寸，煎服。

此饮酒热积脏腑，损伤阴血，渗入大肠，便血之症也。生地养阴凉血。槐角、地榆润肝燥，凉大肠，清血热，而酸收能断下。子芩泻大肠之火，补膀胱之水。当归、白芍和肝养血而引血归经。枳壳宽肠利膈而泻肺热。侧柏叶养阴而清血分之热，为治血症之要药。花粉润燥生津而荡滞热。秦艽为风药中润剂，能祛风润燥而和血。荆芥散瘀搜风，通利血脉。藕养血去血分之热而不使血妄行也。

人参益血汤 此予治一古董行陈姓便血之方也。初伊患便血之症，延医服地榆槐角汤数剂未愈，予立此汤，服二剂而血止，八剂而全愈。

治素不饮酒，偶触气恼，或伤劳碌，大便见血，便后微觉气坠，肝虚不能统血，血不守经，渗入大肠，随便而下，此之谓血脱之症，经验。忌气恼劳碌之事，失治则血

---

① 销铄（shuò 硕）：消耗，消磨。

竭而气脱也。

人参一钱　黄芪二钱，蜜炙　归身二钱，酒洗　白芍三钱，酒炒　樗皮二钱，蜜炙　槐花一钱五分，微炒　阿胶二钱，蛤粉炒　侧柏叶二钱，炒　升麻一钱五分，蜜炒　荆穗一钱五分，炒黑　炙甘草一钱五分

引加生姜一小片，红枣二枚去核，煎服。

《经》云：血脱者益其气，气壮则自能摄血也。人参补气而壮脾，黄芪助气而固表。归身同黄芪为补血汤，养血而引血归经，自不随便而下也。白芍敛阴和肝而益脾，樗皮入血分而涩血脱，槐花入肝、大肠血分而凉血。阿胶清肺养肝，和血补阴。侧柏叶养阴而清血热，升麻引阳明清气上行能升提气血，荆穗通利血脉而引血归经，炙甘草助参芪补气而益血。引以姜、枣，温肠胃而调营卫也。

瞿麦清溺汤此予治膳房包衣①达廖公溺血之方也。伊素有便血之症，忽一日小便之后带血，越一二日，由小便流血不止，自不能禁。予诊视立此汤，服二剂血止溺清而愈。

治心火盛，小肠热，搏血妄行，渗入膀胱，血随便出，溺血之症，经验。

当归二钱，酒洗　大生地三钱　白芍二钱，酒炒　丹皮二钱　荆穗一钱五分，炒黑　侧柏叶二钱，炒　瞿麦二钱　滑石三钱　茯苓二钱　猪苓二钱　泽泻二钱　车前子二钱　甘草梢一钱五分

———

① 包衣：奴仆，满语"包衣阿哈"的简称。

引加灯心一子，煎服。

《经》云：小肠为心之腑，主热者也。诸热应于心者，其水必自小肠渗入膀胱。又云：胞移热于膀胱则癃溺血也。溺血由于血乱，当归能引血归经。血热则妄行，生地凉血而滋阴。肝统血，肝火盛，则血离经，白芍敛阴而泻肝火。丹皮泻相火而清血分之热，荆穗领血各归经络，侧柏叶养阴而理血。瞿麦降心火，利小肠，逐膀胱邪热。滑石利窍散结，茯苓走气分而行水，猪苓走血分而利小便，泽泻泻膀胱之热而由溺出，车前子清肝热而通膀胱以利小便，甘草梢取其径达茎中而利小便，灯心降心火且佐滑石以通窍利水也。

罂粟止泻汤 此方立止水泄，乃异人传授。予以治腹泄虚痢之症，一二剂而愈，神效之至。

治四时湿泄、食泄、水泄并脾弱虚泄，完谷不化，或内热火泄，及伤暑洞泄，肠鸣腹痛，日夜无度，诸泄泻之症，兼治虚痢，经验。

乌梅十一枚　罂粟壳三个，去蒂，蜜炙　车前子三钱，微炒　淡竹叶一钱

水三钟，煎一钟，陆续缓服或代茶饮之。如日久虚痢，红者加红糖二钱，白者加白糖二钱，并去竹叶加生姜二钱，橘饼少许，煎服。

此涩以止脱，泄泻救急之剂也。泄久则脱，故用乌梅酸涩而温，能敛肺涩肠，清热解毒，生津止渴为君。罂粟壳即御米壳也，酸涩微寒，敛肺涩肠而固肾为臣。车前子

甘寒，渗膀胱湿热，利小便而不走气为佐。淡竹叶辛淡甘寒，除烦热而止渴为使。煎出缓服者，防其并于大肠，肠滑随大便而直下也。

加味四神汤予以此汤治五更肾泻，脾虚作泄，并泄久虚痢之症多矣，无不应手而愈也。

治肾气怯弱，脾胃虚衰，饮食不化，腹不痛而作泄，或成虚痢，或每于五更前后溏泄一二次，此之谓肾泄之症，经验。

何首乌大者四钱，赤白各半，黑豆拌蒸　茯苓二钱，乳浸山药三钱，炒　破故纸二钱，酒浸炒　吴茱萸一钱，盐汤泡五味子八分，炒　肉豆蔻一钱五分，面裹煨　车前子二钱，微炒

引加生姜一片，大枣二枚，煎透，临出锅时下木香末五分，见沸澄出，温服。

《经》云：肾者胃之关也。肾属水，水旺于子，肾之阳虚，不能键闭，故将交阳分则泄也。脾之清阳下陷，不能运化，阑门元气不足，不能分别水谷，故腹不痛而泄也。总由命火衰，不能生养脾土之故也。何首乌涩精固气，补肝坚肾。茯苓交心肾而渗脾湿，山药涩精补脾而清虚热。火乃土之母，破故纸补肾命之火，肉豆蔻暖肠胃之土，肾为癸水，胃为戊土，戊癸化火①，同为补土母之义也。吴茱萸入少阴、厥阴气分而补火燥脾，五味子补肾水

---

① 戊癸化火：运气术语，指凡逢戊癸则为火运。《素问·天元纪大论》："戊癸之岁，火运统之。"

而涩精。车前子强阴益精，利小便而不走气，木香行气益脾而实大肠，姜、枣暖胃补土，使火旺土强自无虚泄之患也。

导火止泄汤此予治家姊口疮腹泄之方也。家姊年近六旬，大便溏泄数月，直成水泄，日无次数而口内生疮，满口厚烂，加以咽痛，不思饮食，夜不得眠，形容消瘦。予往诊视，六脉俱微而两尺尤甚，知为不起之症，暗嘱甥备办后事，奈姊望好之念切，命予立方服药，予遂疏是汤，服一帖而泄少止，二帖泄止而口疮全消，能进饮食，后连服数帖，夜间得眠而愈矣。

治肾惫火衰，脾土失养，胃气虚薄，迟于运化，肠胃虚滑，而作水泄，肾间阴火，离窟上犯，口内生疮而咽痛，兼之心肾不交，夜不成眠，饮食懒进，形体消瘦，气息奄奄之症，经验。少迟则胃不纳谷而毙也。

熟地四钱　破故纸一钱五分, 盐水炒　山药三钱, 炒　枸杞子二钱, 酒炒　菟丝子二钱, 酒浸　茯苓二钱, 乳浸　车前子二钱, 微炒　牛膝一钱五分, 酒蒸　归身二钱, 酒洗　白芍三钱, 酒炒　酸枣仁二钱, 炒　黄芪二钱, 蜜炙　甘草一钱五分, 蜜炙

不加引，煎出兑入肉桂末一钱，微温服。

此补肾益火以培养脾土，加以引火归元，气血交资之义也。熟地、枸杞、菟丝补肾益阴而生水，破故纸入心包、命门而助火，山药涩精而止肾泄，茯苓渗湿而交心肾，车前子益膀胱之气而利水，牛膝能引诸药下行而益肝肾。归身、白芍养血和肝，敛阴止泄。酸枣仁补肝胆而敛

心气以治不眠，黄芪、炙甘草补中益气而助脾胃。引以肉桂者，肾火乃水中之火，非可以水折，肉桂与火同气，能引火归元，故火不上犯而口疮可消矣。

益火资土汤此予治通政司参议七公口疮腹泄之方也。初伊口内生疮，大便溏泄，后至大便不自主，时刻漏下，而口疮益甚，不嗜饮食，面黄唇白，形神萎顿，就予诊视。脉见左关弦缩，右关沉微，两尺俱微细。遂疏是汤，服二剂泄止而口疮消，又加减服四剂，饮食得味，前症悉除矣。

治命门火衰，不能熏蒸脾土，致脾胃虚败，不能运化水谷而作泄，阴火上干，口内生疮，饮食懒进，面黄唇白，形神萎顿之症，经验。症势甚剧，忌服清火治口疮之剂。

制何首乌四钱，赤白各半　破故纸二钱，盐水炒　山药三钱，炒　茯苓二钱，乳浸　归身二钱，酒洗　白芍三钱，酒炒　车前子二钱，微炒　牛膝二钱，酒蒸

不加引，煎服。

夫土为万物之母，须待命门之火蒸养而土始强，以之运化水谷而生精气。为口疮腹泄之症，非上焦之火，非伤水之泄，每见以芩、连清火之剂治口疮则泄益甚，以参、术补脾之品治腹泄则口疮益剧，鲜有不毙者矣。是症由于右肾命门火衰而作，故用何首乌坚肾益肝，涩精秘气，凡使赤白各半者，以赤雄白雌，有入血分、气分之义也。破故纸助命门之火而暖丹田，山药益肾强阴固肠胃而止泄，茯苓交心肾而渗脾湿。木克土则作泄，用归、芍养血和肝

而于土中泻木以止泄。州都气弱而作渗泄，车前子益膀胱之气利水而不走气，牛膝强筋骨而益下焦，使火生土强而腹泄止，阴火不上干，则口疮自消矣。

止血归经汤此予治理藩院明公下血之方也。初伊于上年患便血之症，服药虽效，不时举发，迨随围①热河，于途次复发，粪门旁有一小管，不时激血而出，觉头沉心乱。予审其症之情形，遂疏此方，连服数帖，血止而愈。

治内热火盛，销铄守经之血，血渗大肠，乱经而下，不待大便，时刻下流不止之症，经验。忌火酒辛热之物，失治则周身之血俱致流枯也。

大生地四钱　当归三钱，酒洗　白芍二钱，酒炒　阿胶二钱，蒲黄炒　子芩二钱　丹皮二钱　荆穗一钱五分，炒黑　蒲黄一钱五分，炒黑　升麻一钱，蜜炒

不加引，煎服。

夫人禀赋火盛者，血分多热，一遇劳碌动火之事则火之冲射搏击损伤守经之血，并入大肠，随便而下，甚至如水之溢，乱经而流，致周身之血萃于一络而出也。头沉心乱者，阴血下败，清气不能上升，血伤中州无主也。血热则妄行，故用生地凉血而益阴。肝统血，血伤则肝病，故用当归、白芍养血敛阴而和肝。阿胶益肺而清血分之热，子芩泻大肠之热而清阴火，丹皮清肝热而泻血分之伏火。荆穗通条血脉而引血归经，用以炒黑者，且能止血也。蒲

① 围：围猎。

黄生用，性滑而行血，炒黑则性涩能止一切血。升麻引阳明清气上行，能升提气血而使血不下行也。既清血分之热又引血以归经，譬之水归故道则血自不乱流而病可愈也。

泻火通淋汤予以此汤治少年之人下淋之症不计其数矣，轻者三四剂，重者七八，无不愈也。

治年少之人，房劳过度，相火炽盛，思色精移，败精渗入胞中，清浊相干，热蓄膀胱，溺涩而痛，甚至茎物肿痛，少腹胀满，便出如膏，膏淋之症，经验。

大生地三钱　赤芍二钱　丹皮二钱　栀子二钱，炒　麦冬三钱，去心　远志一钱五分，去心　木通二钱　茯苓二钱猪苓二钱　泽泻一钱五分　川楝子一钱，酒蒸　甘草梢二钱

引加灯心一子，煎出兑滑石末三钱，冲服。

膏淋者，尿浊如膏，浮凝如脂，此精浊俱出，故欲出不快而痛。由于房劳肾虚，膀胱蓄热，或心肾火盛，思色精移而不得泄，败精渗入胞中，故溺涩而痛，便出如膏也。生地、赤芍入心肾，泻丙火，而行血中之滞。丹皮泻相火而通经脉。膏淋为火邪之郁，故用栀子清三焦之热而去火郁。心动精移，心肾气郁而致淋，故用麦冬、远志清心火，泻心热而使心肾相交。木通、茯苓、泽泻降心火，渗湿热，利小便而通淋。川楝子导小肠之热由溺下行而解少腹之胀满，甘草梢消茎中之肿痛而止淋。灯心、滑石清肺热，利小肠，通六腑九窍而利湿通淋也。

伤寒类附伤风中风中气中痰

冬月中寒，寒邪外束，属阳不得越，故郁而为热，寒伤营血也。《经》曰：人之伤寒则为病热。寒初中人，必先在表，即足太阳寒水之经膀胱。太阳为诸阳主气，太阳经受病，则头项痛，腰脊强，遗尿，其脉浮而紧有力，无汗。从额至巅络脑后，故所过之处，无不痛也。身热恶寒，邪在表也。在表者宜发汗，仲景之麻黄汤是也。二日足阳明戊土之经胃，受病身热目痛，鼻干舌苔，谵语不得眠，其脉长。从额至鼻而下者，属阳明，亦为在表，仍宜发汗或解肌。三日足少阳甲木之经胆，受病面垢胸胁痛，耳聋，往来寒热，其脉弦。从头角下耳中、耳之前后者属少阳，为半表半里，宜和解，仲景之小柴胡汤是也。四日手太阴辛金之经肺，受病腹满嗌干，其脉沉细。五日手少阴丁火之经心，受病口燥舌干而渴，其脉微缓。六日手厥阴心胞，受病小腹满，囊缩而厥，其脉沉涩。此三阴经皆为在里，俱宜下，仲景之三承气汤是也。

三阴者，足太阴脾，足少阴肾，足厥阴肝也。伤寒直中三阴者，身痛腹痛，下利清谷，恶寒不渴，四肢厥冷；或反不恶寒，面赤烦躁，里寒外热；或干呕；或咽痛，脉沉微细欲绝。此为寒淫于内，治以甘热，仲景之四逆汤是也，宜冷服。面赤格阳者，加葱以通阳。三阴症身凉脉静者顺，身热脉大者逆。里寒故腹痛自利，恶寒不渴。四肢者，诸阳之本，里寒则血脉凝涩，阳气不能敷布，故一身尽痛，而手足厥冷也。或反不恶寒而面赤发躁者，阴盛格阳于外也。寒留胸中故食入即吐，膈有寒饮故逆而干呕，虚火上炎故咽痛。脉沉微细者，寒则伏藏也。按少阴寒症亦有脉沉而紧数者，盖沉必重按，始得紧数，亦在沉细中见，不似阳症浮大而紧数也。厥阴症，四肢厥冷，指甲青，脉沉疾，按之有力者，为阳厥，当下，宜仲景之大承气汤；如脉沉迟，按之无力者，则为阴厥①，当温，宜四逆汤。凡传经热邪，溺赤而四肢热者，谓之阳厥；直中真寒，阴缩而四肢冷者，则为阴厥。此阳厥、阴厥之辨也。《经》云：凡阴阳不相顺接，便为厥，手足逆冷是也。方中行②曰：三阴三阳之脉俱相接于手足。阴主寒，阳主热，阳气内陷，不与阴气相顺接，则手足厥冷也。仲景云：伤寒，医下之，续得下利清谷，腹满身痛者，急当救里，宜四逆汤；清便自调身痛者，急当救表，宜桂枝汤。盖身痛尚属在表，症急则先救里，而后解表也。又中寒之症，身强口噤眩运，无汗或自汗者，腠理素虚而阳微也。仲景《伤寒》诸方为古今方书之祖，予每遇伤寒诸症，一遵仲景之法。故临时辨症，未敢执泥腹痛恶寒、四肢厥冷及脉之伏藏遽为阴症，惟视下利清谷而无黄沫与小便清长而不赤涩为阴症之准也。

伤风者，太阳中风，脉浮缓，无力，自汗，发热头痛，恶风恶寒，鼻鸣干呕。风伤卫气也，头先受之，故头

---

① 阴厥：原作"厥阴"，据文义乙转。
② 方中行：原作"方时行"，据《伤寒论条辨》《医方集解》改。即明代医家方有执。

痛。风并于卫，营弱卫强，故发热自汗也。自汗则皮腠疏，故恶风兼恶寒也。鼻鸣干呕者，风寒气逆，故息有音而作呕也。汗出恶寒为表虚，宜解肌，仲景之桂枝汤是也。然伤寒、伤风又有阴阳表里之分，头痛项强发热者，在经为表，麻黄汤、桂枝汤；口渴尿赤热入膀胱者，在腑为里，五苓散。阳明症，以热在肌肉目痛不眠，在经为表，葛根解肌汤；以口渴背寒，为渐入里，白虎加参汤；若口渴狂谵，热已入胃腑，为全入里，调胃承气汤、黄芩汤。此皆三阳症。总之，阳症多得之风寒暑湿，邪生于太阳也；阴症多得之饮食起居七情，邪生于少阴也。此伤寒、伤风之大端也。

麻黄汤此予治仆妇冬令伤寒之方也。初伊忽然发热头痛，骨节痛，喘逆气促，一病即卧而不能起。予诊视其脉俱浮而紧，遂用此汤。服头煎见汗而热退头痛止，尽剂而愈。深服仲景诚为医家之祖师，而麻黄汤为治太阳症之神剂也。后予以此汤治初中寒多人，无不应手而效焉。

治冬令伤寒太阳症，发热无汗，恶寒恶风，头痛，骨节痛，腰脊强，脉浮而紧，邪气在表之症，经验。

麻黄二钱，去节　桂枝一钱五分　杏仁一钱二分，去皮尖，研　甘草一钱，炙

煎服。

《经》云：寒淫于内，治以甘热，佐以苦辛。伤寒之症，寒由皮毛而入，皮毛外闭则邪热内攻，寒伤营，营血内涩，不能外通于卫，卫气闭回，津液不行，故无汗发热

而恶寒恶风也。寒初中人，必先在表，即足太阳寒水之经。太阳为诸阳主气，其脉起自背①，上脑下项，循肩挟脊抵腰，故所过之处皆痛也。麻黄中空，辛温气薄，入肺而走太阳，能开腠理以散寒。桂枝辛温，能引营分之邪达之肌表。杏仁苦甘，泻肺散寒而降气止喘。炙甘草甘平，发散而和中也。

桂枝汤此予治一邻人杨公冬令伤风之方也。初伊外感风寒，头痛发热，鼻流清涕，服防风通圣丸未愈。请予诊视，见其发热而有汗，脉浮而缓，知是伤风之症。遂用此汤，服一剂而热退，头痛清涕俱止，二剂而愈。

治冬春之令，太阳中风，发热有汗，恶风恶寒，头痛，鼻鸣清涕，脉浮而缓，阳浮阴弱之症，经验。

桂枝二钱　白芍二钱，微炒　甘草一钱五分　生姜二钱大枣二枚，去核

煎出热服。

《经》云：阳浮者，热自发；阴弱者，汗自出。风并于卫，营弱卫强，故发热自汗也。自汗则皮腠疏，故恶风而恶寒也。汗出恶寒为表虚，宜解肌。鼻鸣清涕者，风寒气逆干肺，故息有音而流清涕也。仲景曰：太阳病，发热汗出者，此为营弱卫强，阴虚阳必凑之。故用桂枝解肌而发汗以调和营卫，则邪从汗出而汗可止。白芍酸寒，甘草甘平，以之泻木固脾，不令走泄阴气也。姜辛温能散，枣

---

① 背：疑为"眦"字抄写之误。《灵枢·经脉》："膀胱足太阳之脉，起于目内眦"。

甘温能和，此不专于发散，又以行脾之津液而和营卫也。

葛根汤 乙巳冬，予因换衣伤寒，头痛发热，项背拘急，恶寒恶风，服柴葛解肌之剂，毫无见瘥，遂按书察方用此汤，服一头煎而愈。

治冬令太阳伤寒之症，头痛发热，项背几几，恶寒恶风，目胀鼻干，无汗之症，经验。此汤亦治太阳阳明合病下利之症。

葛根二钱　麻黄一钱五分，去节　桂枝一钱　白芍二钱，炒　炙甘草一钱

引加生姜一大片，大枣二枚去核，煎服。

麻黄入肺而走太阳，能开腠理以散寒。桂枝能引营分之邪达之肌表，且恐大汗无制，以白芍之酸收之。炙甘草发散而和中，姜、枣散寒和胃而调营卫。方中加葛根者，盖以目胀鼻干，已兼阳明之症，故加而用之也。仲景以有汗、无汗定伤风、伤寒之别，有汗为伤风用桂枝加葛根汤，不用麻黄；无汗为伤寒，用此汤。张元素曰：二汤加葛根，所以断太阳入阳明之路，非太阳药也。

回阳通脉汤 此予治樊婆伤寒阴症之方也。伊素有血虚之症，偶然患病，予因其脉弱误用养血益阴之药二剂。忽一日昏厥，牙关紧闭，予急往视之，见其面赤昏沉，诊其脉，六脉俱沉细欲绝，又令人摩其手足，俱凉至半截，问其小便清利，详参其面赤牙关紧，手足冷，脉沉细，小便利，俱系中寒格阳之症，遂用此汤。服头煎而能言，手足微温，尽一剂脉出而少进饮食，后加减服二剂而愈。

治冬末春初，外感伤寒三阴之症，身痛腹痛，下利清谷，恶寒不渴，四肢厥冷；或反不恶寒，面赤烦躁，里寒外热，小便清利，牙关紧闭，脉沉微细欲绝之症，经验。

附子一钱五分，炮　干姜二钱　当归二钱　桂枝一钱五分木通二钱　炙甘草一钱

引加连须葱一根，煎出冷服。

《经》云：寒淫于内，治以甘热。四肢者，诸阳之本，里寒则血脉凝涩，阳气不能敷布，故一身尽痛而手足厥冷也。面赤发燥者，阴盛格阳于外也。中寒则阳气不能发越，故身强而牙关紧闭也。附子、干姜大热能伸发阳气，表救寒邪。通脉者，必先益血，当归味苦入心而养血通脉。桂枝辛甘而温，能温经通脉而和营卫。木通利九窍而通血脉关节，炙甘草补中散寒又以缓姜、附之上僭。引以葱者，治面赤格阳于上也。必冷服者，寒盛于中，热饮则格拒不纳，《经》所谓治寒以热，凉而行之是也。

柴葛解肌汤药味有加减。此予在热河治一周姓外感风寒之方也。伊临进哨①起程仅余三四日间，忽感风寒，头痛目胀，增寒壮热，请予诊视，求为速愈，遂立此汤。服一剂而汗出头痛止，二剂诸症全退而愈。

治秋冬令外感风寒，太阳阳明合病，头痛目胀，眼眶酸痛，鼻干不眠，增寒壮热，无汗，寒邪在经之症，经验。

① 进哨：进入猎场之意。清·吴振棫《养吉斋丛录》卷十六："进哨行围，大驾亲御弓矢，殪猛兽。"哨，围场，猎场区。

柴胡二钱　葛根二钱　羌活一钱五分　白芷一钱五分　黄芩一钱五分，炒　赤芍二钱　枳壳二钱，麸炒　桔梗二钱　甘草一钱

引加生姜一片，煎服。

太阳脉起目内眦，上额交巅，阳明脉上至额颅，络于目，风寒上干，故头痛目胀眼眶痛也，鼻干不眠亦阳明症。风寒外束于表，故增寒壮热而无汗也。方中用柴胡、葛根解肌，以散少阳、阳明之邪而表寒热，羌活、白芷祛风泻肝，以散太阳、阳明之邪而止头目之痛，赤芍调营血而散肝邪，枳壳宽中利气而泻肺热。外感寒邪，将以为热，故以黄芩清之，而同桔梗清肺火而利肺。甘草以和中，生姜散寒而解表也。

小柴胡汤 药有加减。此予治东城富章京①侄女外感之方也。初伊偶感风寒之症多日未愈，心烦作渴，胸膈痞满，口苦耳聋，往来寒热，面黄神呆，默默不欲食。予用此汤，服一剂而神清思食，二剂而全愈。

治冬末春初，外感风寒，心烦作渴，胸胁苦满，默默不欲食，口苦耳聋，小便赤涩，往来寒热之症，经验。此症汗、吐、下三者俱忌。

柴胡二钱　黄芩二钱，炒　花粉二钱　石膏二钱，煅　桂枝一钱　枳壳二钱，麸炒　茯苓二钱　甘草一钱五分

引加生姜一片，大枣二枚，煎服。

---

① 章京：清代军机处及总理衙门办理文书的官员。

此仲景治邪在半表半里，从中而治之之法也。足少阳胆为清净之腑，无出无入，其经在半表半里，不可汗吐下法，宜和解。此邪入本经，乃由表而将至里，当彻热发表，迎而夺之，勿令传太阴。故用柴胡以升阳达表，黄芩养阴退热，花粉生津止渴，石膏清胃解肌，桂枝解表驱风以退热，枳壳开胸利膈，茯苓逐水而利小便，甘草和中，姜散寒，枣和胃。邪在半表半里则营卫争，故用之以和营卫也。

大柴胡汤有加药味。此予治热河马大爷外感日久未愈之方也。初马公外感风寒，医治服药，表热觉退，里症未清，热结胃腑，缠绵日久，身重体瘦，面青气虚而胸中胀满，有时发热，思食凉物，脉息沉微，惟右关胃脉沉细而急数。遂问伊，果有胸热思凉之症，用此汤服头煎而见燥矢，尽剂而热退，胸膈宽利思食，后服养阴育神之药六七剂而愈。

治秋令外感风寒，汗出不解，阳邪入里，热结阳明，烦躁思凉，头眩发热，心下痞鞕，或有谵语腹满便秘，或泄溏汁而不多，面色青白，脉沉而数之症，经验。忌服白术等补药。

柴胡二钱　黄芩一钱五分，炒　大黄一钱五分，酒浸　枳壳二钱，麸炒　厚朴一钱五分，姜炒　花粉二钱　栀子一钱五分，炒　白芍二钱，微炒

引加生姜一片，大枣二枚，煎服。

此仲景治外感伤寒，表症未除，里症又急之法也。头眩发热者，表症未除也。烦躁思凉，心下痞鞕，谵妄便秘

者，里症又急也。便泄溏汁者，热结旁流也。面青而脉沉数者，邪热入里而在少阳也。表症未除，故用柴胡以解肌而散表热。里症燥实，故用大黄、枳实、厚朴以攻里而泄痞鞭。黄芩退里热而养阴，花粉涤荡胃腑之郁热而解烦渴，栀子清三焦之热而去胃间之火郁，白芍安脾敛阴而和肝。姜辛散，枣甘缓，以之调营卫而行津液。此表里交治之妙法也。

荡热承气汤此予治灯笼胡同当铺刘姓外感风寒之方也。初伊外感风寒之症，延医服药，月余未愈，请予视之，见其面惨神呆，头眩嗜卧，不思饮食而喜食凉物，烦躁不宁而不知所苦，大便急燥，小便赤涩，脉息沉伏，因思此乃热结肠胃日久，阳气遏阻，以致面惨脉闭。遂用此汤，服一剂而脉微出，少见小便；二剂加用元明粉，而见燥矢；服至第五剂而面色更正，神气清爽而思食，方保其无他虑。后服滋阴养血，理气育神诸汤，约十余剂而愈矣。

治秋令外感风寒，传经入里，日久未清，热结胃腑，面色青惨，形体羸瘦，头眩嗜卧，默默不欲食而喜凉恶热，烦躁不宁而不知所苦，大便结燥，小便赤涩，神情恍惚，脉息沉伏之症，经验。此症若据面色青惨，脉息沉伏而用温补之剂则不救也。

柴胡一钱五分　葛根二钱　酒军二钱　瓜蒌根三钱　枳实二钱，麸炒　厚朴一钱五分，姜炒　黄芩二钱，炒　木通二钱　栀子一钱五分，炒　赤苓二钱　泽泻一钱五分　甘草一钱五分

引加生姜一片，煎出兑圆明粉一钱，冲服。

此风寒之症传入阳明，燥热郁结，宜下之症也。面色

青惨，脉息沉伏而喜凉恶热，大便结燥，小便赤涩者，乃阳气为热遏阻，无关少阴之症也。故书云：阳气一结，不但阳症似阴，阳脉亦似阴矣。邪热固结，销铄阴液，故虽烦躁不宁，心中懊憹，不知所苦也。方中用柴胡、葛根以升阳达表，兼解胃腑之郁结。大黄苦寒泻热而下燥结，圆明粉咸寒润燥软坚，《经》所谓热淫于内，治以咸寒也。瓜蒌根降火而生津，枳实、厚朴散满泻实，黄芩、知母养阴而折阴分之火。木通、栀子、赤苓、泽泻、甘草解三焦之火郁下达膀胱，泻诸热而由小便散也。以生姜为引者，通解阳气郁结以出脉也。

祛风理肺汤此予治老太太春初感冒之方也。初伊外感头痛发热兼之咳嗽痰喘，医家因其年老气虚发喘，于升解药中加用人参，而未敢服，延予诊视，遂用此汤，服一剂而热退头痛止，二剂痰喘诸症悉退而愈。

治春令外感风寒，寒邪外束，风热归肺，发热头痛，呕逆咳嗽，气壅痰喘，鼻流清涕，胸膈满闷，嗳气恶食之症，经验。忌服人参，若以年老体弱，执泥古方，而用人参则大喘不止也。

苏叶一钱五分　葛根一钱五分　前胡二钱　薄荷一钱五分　杏仁一钱五分，去皮尖，炒研　桑皮一钱五分　枳壳二钱，麸炒　黄芩一钱五分，酒炒　桔梗二钱　陈皮一钱五分　甘草一钱

引加生姜一片，煎服。

发热头痛，外感也，宜解表，故用葛根、前胡解肌散寒，退肌热而止头痛，兼能降气消满。咳嗽气壅痰喘，鼻

流清涕者，风热客肺也，故用苏叶、薄荷发汗利肺而疏散风热。杏仁、桑皮、枳壳、陈皮润肺定喘，消痰利膈，且能泻肺火而降呕逆。黄芩、桔梗清肺止嗽，为诸药舟楫，载之上浮而入肺。甘草发散而和中。引以生姜者，佐解肌药味而表散也。

表里双解汤 此予治一成衣①外感风寒之方也。初伊外感头痛背麻，四肢发热，目赤口渴思凉，舌起黄苔，延予诊视，遂用此汤，服一剂热退头痛止，二剂而愈。

治秋令外感风寒，头痛背麻，四肢发热，目赤口渴，烦躁思饮凉水，舌起黄苔，小便赤涩，脉浮数而大之症，经验。

柴胡二钱　黄芩二钱，炒　葛根二钱　羌活一钱五分　花粉二钱　枳壳二钱，炒　栀子二钱，炒　知母一钱五分，炒　石膏三钱　木通二钱　赤苓二钱　泽泻一钱五分　甘草一钱

引加竹叶一钱，灯心一子，煎服。

此外感风寒，太阳表症未清，传入阳明，里症又作之病也。头痛背麻发热者，表症未除也，目赤口渴舌苔者，里症又急也，应合其表里而兼治之，故用柴胡苦以发之，以散火之标，黄芩寒能胜热，以折火之本。葛根解里热而生津液，合柴胡解肌而止头痛。羌活散太阳之风而止头痛，花粉荡胃热而生津止渴，枳壳开胸利膈而泻肺热，栀子去胃腑之火郁而清三焦之热。知母、石膏、甘草为白虎

---

① 成衣：裁制衣服的工人。

汤，治阳明症之头痛目赤，口渴舌苔，而止烦躁，既能清肺而泻胃火，且能泻肾火而发表。木通、赤苓、泽泻行水渗湿，泻诸经之邪热而由小便行。引以竹叶、灯心者，去烦热而泻心火也。

白虎兼承气汤此予治参领尚公子外感伤风多日未愈之方也。初伊表症未清，传入阳明，热结胃府，神昏烦躁，手足抽搐，病势危急，延予诊视，遂用此汤。服头煎大小便俱见，神情微清，尽剂热退头疼止，后去桂枝、白芍服二剂而愈。

治冬末春初外感伤风，表症未清，传入阳明，热结胃腑，头痛身热，时出热汗，口渴齿燥，烦躁抽搐，目赤鼻干，恶心腹痛，夜卧不寐，神昏不宁，大便结燥，或渗漏不多，小便短涩，谵言妄语，循衣摸床，危急之症，经验。少缓则服药不及也。

桂枝一钱　白芍二钱，炒　柴胡二钱　青皮一钱五分　大生地二钱　麦冬三钱，去心　知母二钱，炒　石膏三钱，煅花粉二钱　黄芩二钱，炒　栀子二钱，炒　大黄二钱　枳实一钱五分，麸炒　厚朴一钱五分，姜炒　甘草一钱

引加生姜一小片，枣二枚，煎服。

此外感伤风，表邪未清，传入阳明，热结胃腑之症也。仲景以中风之症，不可发汗，汗过则反动营血，虽有表症，只可解肌，故以桂枝汤少和之也。桂枝辛甘以发散表邪，白芍酸收以敛阴和营且止腹痛，甘草甘平不令走泄阴气，姜、枣以和荣卫也。热结胃腑，销铄津液，故用知母、石膏、花粉白虎汤以解阳明症之头疼目赤，鼻干口

渴，齿燥恶心，而止烦躁。抽搐者，肝经火盛，热极生风也，故用生地、麦冬滋阴生津以润肝燥，柴胡、青皮以清肝热、伐肝邪而止抽搐，且青皮能解下焦之热结腹痛。谵语者，胃积燥粪也。循衣摸床者，热盛神昏也。大便渗漏而不多者，热结旁流也。故用黄芩、栀子退里热而去火郁。大黄、枳实、厚朴小承气汤，以大黄之苦寒猛烈荡胃热而下燥矢，枳实、厚朴之苦降泻痞满而退结热，《经》所谓土郁夺之也。

升阳攻里汤 此予治二外甥女婿汗后失下之方也。初婿外感风寒，服药表症悉退，惟里热未下，固结胃腑，以至烦闷谵语，时泄屎汁，头沉目见金花，面色青惨，四肢无力。延医诊视，见腹泄面惨脉沉，遂用参苓白术汤加用人参，家姊阻拦，唤予往视，详参其有当下之据，而立此汤，服一剂而见燥矢，二剂而前症俱除，后服调理之剂而愈。

治秋令外感伤风，头痛发热，表症悉退，惟里热未清，烦闷谵语，心中懊憹，时泄屎汁，头沉目暗，抬头则见金花，面色青惨，四肢痿软，脉息沉结之症，经验。忌服人参白术等补药，若以面色青惨，目见金花，不时溏泄，脉息沉结，遽用固气止泄之剂，则成败症也。

柴胡一钱五分　葛根一钱五分　花粉二钱　栀子二钱，炒知母二钱，炒　大黄三钱　枳实二钱，麸炒　厚朴一钱五分，姜炒　甘草一钱

煎出兑圆明粉一钱，冲服。

此乃里急当下之症也。表症虽解，里热未清，耽延日

久，热结阳明，胃有燥屎，故烦躁谵语，心中懊憹也。时泄屎汁，必是酱色，而无清水，乃燥屎固结而旁流余汁也。头沉目见金花乃火热内郁，清阳不能上升也。外无表症，热入至深，故面惨而脉沉也。柴胡乃少阳胆经之药，能清肝胆之热而引清阳之气上升，以解头沉而去目见金花。葛根为阳明胃经之药，能开胃腑之郁热。花粉解胃间之积热而生津止渴，栀子去胃间之火郁而散目内之红，知母清肺火而滋阴。热淫于内，治以咸寒，气坚者以咸软之，热盛者以寒消之，故用圆明粉咸寒以润燥软坚，大黄之苦寒以泻热去瘀而下燥结、泻胃强，枳实、厚朴之苦降泻痞满、实满也。热解矢下，则里清而病自愈矣。

通络顺气汤此予治一邻女中气之方也。女素日体质壮盛，偶觉头眩，目黑跌仆，四肢厥冷，面色青白，神呆不语，心热烦躁，诊视其脉亦微闭，详审其症，尚无身体缓纵不收及舌喑口开眼合之端，知是中气。遂疏是汤，服头煎脉出能言，面色更正，连服二剂，前症悉除而愈。

治郁勃忿怒伤肝，肝风内作，血燥生热，风阳上冒，阴不下吸，轻窍为蒙，眩晕跌仆，抽搐痉厥，面青脉伏，神呆不语，心热烦躁，状如中风，实乃中气之症，经验。日久营卫失和，脉络阻塞则难疗也。

乌药二钱　青皮一钱五分　紫苏一钱五分　枳壳二钱，麸炒　当归二钱，酒洗　白芍二钱，酒炒　羚羊角三钱，镑　甘菊花一钱五分　石菖蒲一钱，九节者　麦冬三钱，去心　远志一钱五分，去心　甘草一钱，蜜炙引加生姜一片，煎服。

《经》云：诸风掉眩，皆属于肝。又云：东方生风，风生木，木生酸，酸生肝，故肝为风木之脏。因有相火内寄，体阴用阳，其性刚，主动，主升，全赖肾水以涵之，血液以濡之，肺金清肃下降之令以平之，中宫敦阜之土气以培之，则刚劲之质得为柔和之体，遂其条达畅茂之性，何病之有？倘触忧郁忿怒，肝阴有阻，血燥生热，热则风阳上升，窍络阻塞，头目不清，眩晕跌仆，甚则痎瘲痉厥，脉伏气闭矣。此方乃治中气之症，何以引论多中风之词？要知中风者，中肝经之内风也；而中气者，亦中肝经之火气也。不过气轻风重，少有区别耳。所以中风、中气之由，总不外于七情六欲之因也。乌药上入脾肺，下通肾经，通络而疏胸腹邪逆之气，气顺则风息，故用以为君。青皮入肝胆气分，疏肝郁，破滞气。紫苏开郁结，疏逆气。枳壳开壅滞而顺气。肝逆生火，血燥生风，故用归、芍养肝血，和肝气而散风敛阴。羚羊角清肝热，祛肝风而舒筋，故治痉痫搐搦，为肝火灼筋而作痛之圣药。甘菊花饱经霜露，得金水之精居多，故能制火熄风而去头眩。神呆不语者，盛怒伤志也，风火上阻清窍，故心热烦躁也。石菖蒲开心利窍，除痰宽中，麦冬、远志清心散郁，能通肾气上达于心，治迷惑善忘，炙甘草和中而泻心火，生姜解郁调中，通神明，救暴卒，肝舒风息，气顺络通，则前症自退矣。

疏气消痰汤此予治伊犁回京富公中气左身不遂之方也。伊家贫无子，日在忧悒①之境，偶感气恼而左身顽痹，不遂使用，延予诊视，六脉濡软而无坚急之象，且语言清楚，自述心内烦热多痰，审是中气夹痰之症。遂疏是汤，连服数剂，手足动转如常而愈。

治肝血亏竭，不萦筋骨，内风袭络，偏枯在左，手足顽痹，不遂转运，心内烦热，语言清楚，气馁多痰，中气之症，经验。此症若作中风而用祛散之剂，则气益亏而莫治也。

人参一钱，如无人参以党参三钱代之　黄芪二钱，蜜炙　当归二钱，酒洗　白芍二钱，酒炒　桂枝一钱　乌药二钱　青皮一钱　荆穗一钱五分，炒　半夏一钱五分，姜制　陈皮一钱五分　木通二钱　枳壳二钱，麸炒　麦冬三钱，去心

引加红花七分，煎服。

许学士②曰：暴怒伤阴，暴喜伤阳，忧愁不已，气多厥逆，往往得中气之症。夫忧怒伤肝，肝血有亏，不萦筋骨，内风袭络，偏枯在左，左属血虚。然有形之血生于无形之气，故用人参大补元气，以通经行血。黄芪补中益气，为补药之长，同当归用之为补血汤。归、芍补肝养血，而萦筋骨。桂枝横行手臂，疏经行络。乌药能疏胸腹一切邪逆之气，乃治中气之的药。气滞由于肝郁，故用青皮以破肝经之郁结。荆穗通利血脉而散血中之风。痰饮流入四肢，令人肩臂痠痛，手足罢③软，故用半夏、陈皮以消痰理气。木通通利九窍、血脉、关节而治胸中烦热，枳壳宽中利膈而能降痰，麦冬清心泻热、除烦消痰，红花入

---

① 忧悒（yì 亦）：忧愁，不安。
② 许学士：即宋代医家许叔微，因其曾为翰林学士，故称许学士。
③ 罢（pí 疲）：通"疲"，辛苦，劳累。

经行血。气顺血和，滞散痰消，则筋骨得滋萦养而偏枯之症自愈矣。

清心滚痰汤此予治福建郑公瘟疫解后中痰之方也。伊来京会试，偶感瘟疫之症，服药清解，尚未大愈，忆及启行之际伊父患病难愈，不禁疑虑驰思，昼夜营营，始而信口胡言，后至疯狂大作，披发乱喊。延予诊视，惟左寸沉急而滑，右关实数，遂立此汤，服二剂疯狂顿止，又用清里除热之剂，服四帖而愈。

治瘟疫症后，表里虽经清解而余邪未净，兼触疑虑，心蓄惊怖，余邪引入心经，积热生痰，痰迷心窍，而作疯狂，乱喊胡言，目直神呆，中痰之症，经验。失治则成废人也。

竹茹三钱　麦冬三钱，去心　石菖蒲一钱，九节者　黄芩一钱五分，酒炒　枳实一钱五分，麸炒　大黄二钱，酒蒸

引加生姜一片，煎出兑焰硝同煅青礞石细末一钱，冲服。

夫瘟疫症后有蒸热出汗者，有烦热口渴者，皆余邪未净之故也。倘调摄失宜或触怒伤肝而致吐血，或忧思损心而成怔忡，或入房太早而入劳怯。今郑公甫经清解，以天伦之牵连，日夜疑虑，梦魂惊怖，故引邪入心，积热生痰，痰迷心窍，而疯狂作也。方中用青礞石重坠，硝性疏快，假其剽悍之性，能攻沉积伏历之痰，为治惊利痰之圣药。竹茹清肺金之燥，开胃土之郁，治烦热惊痫。麦冬清心润肺，止嗽消痰。石菖蒲开心孔，利九窍，除痰消积。黄芩泻肺凉心以平上僭之火，枳实破滞除痰有冲墙倒壁之功，大黄荡热去实以开下行之路。引以生姜开痰散逆，使

痰积通利。心窍清明，则疯狂自除矣。

加味礞石滚痰散此予治一仆妇触怒中痰之方也。伊因气恼忿
愧中怀，多日未释，疯狂暴作，胡言乱喊，撕衣打人，趴墙上房，人
不能制，遂捆缚在户，若是者已十四日矣。予遵用王隐君礞石滚痰丸
之方，加石菖蒲、青皮共研细末，米汤调服，服至五钱，大便泄痰，
数次而愈。

治男妇因触气恼忿愧中怀，风木太过，克制脾土，气
不运化，积滞生痰，痰迷心窍，疯狂暴作，目直面怒，胡
言乱语，撕衣裸体，扑人忿殴，趴墙上房，人不能制，此
属有余中痰之症，经验。失治日久则成痼疾而不能愈也。

青礞石三钱，打碎，同焰硝三钱入罐，煅石色如金　沉香一
钱五分，落水者　大黄五钱，酒蒸　黄芩五钱　石菖蒲一钱五
分，九节者　青皮一钱五分

上药共研细末，米汤调服，以大便泄痰，疯止为度。
然乃峻剂，量人虚实服之。

先贤王隐君立礞石滚痰丸治老痰变生百端之病，世之
获效者不可胜数。予法用之以治触怒及受惊，痰迷心窍，
疯狂暴作之症，应手而愈者不仅数人也。青礞石色青入
肝，性烈能攻积滞之痰。大黄荡热去实，以开下行之路。
黄芩泻肺凉心，以平上僭之火。沉香能升降诸气，上至天
而下至泉，以导诸药为使。石菖蒲开心孔，利九窍，除痰
消积。青皮色青入肝胆而气烈，能破滞削坚，除痰散结。
用米汤调服者，藉谷气以护脾也。老痰开而心窍通，则疯
狂自止矣。

瘟疫类

瘟疫者，乃春夏间外感时症也，其症传变后与风寒颇同，初起时与风寒迥异。风寒从皮毛而入，一二日脉多浮而紧，或缓或洪而皆浮，迨传入里始不见浮。瘟疫由中道蒸变，自里出表，一二日脉多沉迟，迨自里达表，脉始不沉而数，或兼弦兼大而皆不浮。其初起脉沉者邪在里也，迟者邪在阴分也。脉象虽同于阴寒，而气味臭败，面色油腻，舌苔厚涩，神情烦躁之为辨也。瘟疫传经亦与风寒不同。风寒从表入里，必从太阳而阳明而少阳而入胃。若瘟疫则由里出表，从表传里，半表半里，表而再表，里而再里，惟视入何经本气之强弱为传变。其在表者，发热恶寒，头痛头眩，项强背酸，腰腿或膝酸痛，自汗或无汗，或耳目赤肿脖肿，发斑发疹皆是。其传里者，渴呕胸满，耳聋口苦，腹痛或胁痛，大便不通或自利，小便赤涩及烦躁，谵语沉昏，舌干齿燥，舌苔黄黑或舌卷舌强，口咽赤烂皆是。仲景所云阳明、少阳合病，必自下利。三阳合病，腹满身重，口不仁而面垢，谵语遗尿，皆指瘟疫言，非指风寒言也。施治之法，春令瘟疫在表，自以九味羌活汤为准方，而加减之间即以六神通解散，用麻黄皆可。在里则有白虎、凉膈、黄连解毒、三承气诸方，表里则有大柴胡汤，半表半里则有小柴胡汤。此皆古方，均为的当。第人禀造化以生病，随时令而遘①。每见夏令瘟疫初感一

---

① 遘（gòu够）：通"构"，构成，造成。

二日间，肌热烙手，内躁烦渴，呕逆谵语，舌苔齿燥，诸症毕具，火热内炽，津液已铄，则九味羌活汤之苍术、白芷，六神通解散之苍术、麻黄，燥烈亢甚，未可泥于古方而用之也。又方书内凡呕吐皆用半夏，盖以半夏和胃止呕而通阴阳也。惟是瘟疫呕逆，非热邪客胃即胃热发斑，则火灼津槁，何堪半夏之燥烈，其势有如火上益油也。故愚治瘟疫之症，目为阳火独亢，阴水偏枯，在表者则用苏叶、薄荷、柴葛、荆芥，少佐他药以疏解。半表半里者则用小柴胡汤去人参、半夏，加生地、葛根，少佐他药以和解。传经入里则用白虎汤加黄连、犀角、葛根、栀子、木通、苓、泻，重用花粉以荡热。瘟疫下不厌早，固方书之定论，然近见邪热正炽，毒客胃腑之际，骤用大黄、芒硝推下之药，大便一下，气随而降，则疹毒内归，热入心脏，昏沉而毙者不可胜计。愚惟用疏表清里荡热之剂，待至五六日间，验其舌有黄苔，腹满或痛而拒按，为用下药之准。至经汗下，病愈之后，有晚间口渴烦热，或夜间不得眠及发盗汗者，正以火铄阴液而阴水亏竭之故也。又须用地黄汤滋阴补水，方无遗憾焉。区区末学，何敢蛇足，诚以处方用药，生死攸关，故不敢拘泥方书而轻忽人命也。

清喉解毒汤 此予治四外甥瘟毒喉痹之方也。甥初患瘟疫喉痹之症，项下肿乎唇紫舌焦而流血涎，四肢干热，手足抽搐。延医用降火推下之剂，以致腹泄而疹毒内归，痰壅气促，昏沉不语矣。请予诊视，见其左尺沉微将绝，遂用此汤。服头煎，至夜之四鼓①能言而要水吃，遂以凉粳米稀粥食之，饮大半盏，于黎明时微出凉汗而愈。次日见其头面连上身皮色俱赤，退出而黧，越十数日方脱去而见本肉色矣。瘥后服熟地养阴之药数剂，乃大愈。

治三四月间外感瘟疫，喉痹咽肿，口糜舌焦，四肢干热，目赤神昏，手足抽搐，疹毒内归，大便泻泄，小便短涩，痰涎壅盛，危在旦夕之症，经验。忌服半夏、大黄降痰推下之药，少迟则服药不及也。

大生地五钱　黄柏一钱五分，盐水炒　元参三钱，盐水炒
石莲肉二钱，研　黄连一钱，捣碎　犀角二钱，镑　柴胡二钱
荆芥二钱　黄芩二钱，酒炒　麦冬三钱，去心　栀子二钱，炒
牛蒡子二钱，研　木通二钱　桔梗三钱　甘草一钱五分

引加苇椎子②七个，灯心五十寸，煎服。

《经》云：一阴一阳结谓之喉痹，则喉痹乃君相二火结于喉咙而作肿痛也。瘟疫乃内热火郁之症，治法固宜解表清里，然遇阴虚水枯之人，水不济火，心肾莫交，清解何能遽愈？故用生地、黄柏、元参以滋阴水而泻相火，黄连、犀牛角清心热而解君火，用石莲肉去烦热而交通心肾。手足抽搐者，肝火盛而生风也，故用柴胡、荆芥散肝胆之火而疏风热。黄芩泻肺火而养阴退热，麦冬、栀子清心肺之火而解三焦之热，牛蒡子解毒清痰而利膈。木通上通心包，下达膀胱，导诸热而由小便出。桔梗、甘草解毒泻火，清肺利咽，即《金匮》之桔梗汤，治咽痛、喉痹、

---

① 四鼓：即四更，凌晨一时至三时。
② 苇椎子：芦根。

肺痈之症也。又荆芥、元参、桔梗、甘草为治喉痹咽肿之要剂。以苇椎、灯心为引者，解胃火而止呕逆，入心经以降火也。瘟疫有疹者，大便暴泄则疹毒内陷而成败症，且最忌痰壅气促，此为百中救一之危症。《局方》治烦热消渴，遗精淋漓及妇人崩带，莲子清心饮用石莲肉。至瘟疫疹毒方中用石莲肉，古今方书实所罕见。予因其脉候，心肾否隔，以神会而用之，乃偶中焉。愿同道者勿以予为怪诞也。

救阴止渴汤 此予治七侄婿外感瘟疫，口渴烦急之方也。初婿外感春瘟之症，头痛发热，小便赤涩，服疏解之剂微得汗而头尚觉闷，里热亦未清。忽于五更时心内烦躁，发热大渴，予趋视之，见其坐卧不宁，神色发急，饮水不多而水将离口又要饮，连饮不绝。问其故，乃曰舌干齿燥，口无津液，心中烦躁，苦不可言。及诊其脉，寸关之脉沉数，惟左尺细数将绝。再四详参，口渴出于胃热，而右关并无胃间燥烈之候，因思赵养葵[①]先生《医贯》曾言伤寒邪热入于胃腑，消耗津液故渴，以六味地黄汤大剂服之，渴立愈。遂放胆用此汤，服一剂，口中少有津液，服二剂大生津液而渴顿止，并瘟疫里症全消而愈。

治春令外感瘟疫表虽微解而里邪未清，头闷发热，心中懊憹，小便赤涩，大渴，舌干齿燥，口无津液，饮水不休而不能多下，左尺之脉细数将绝之症，经验。

熟地五钱 大生地三钱 知母一钱五分，炒 黄柏一钱五分，酒炒 元参三钱，盐水炒 天冬三钱，去心 麦冬三钱，去

---

① 赵养葵：赵献可，字养葵，明末医家，著有《医贯》。

心　花粉二钱　丹皮二钱

不加引煎服。

此乃春瘟之症传经入里而邪热归肾，消耗津液，或其人素本阴亏，加以瘟疫之邪，故口燥舌干，烦躁大渴也。诚如赵养葵先生所云，徒以芩、莲、栀子、柏等有形之水以沃无形之火，安能滋肾中之真阴乎？故用熟地、生地补真阴以救水，知母、黄柏滋肾水以降火，元参壮水而散无根浮游之火，天麦二冬滋阴润燥，益水止渴，花粉涤荡胃热而解烦渴，丹皮泻阴火而清心包之热。阴生则火降，水壮则渴止，王冰所谓壮水之主以制阳光是也。养葵先生言以地黄汤治伤寒口渴，予以熟地治瘟疫口渴，盖亦创见也。然须要认得真是真阴竭之口渴，非胃间实热之口渴，方可用之，不可轻也。

济阴转舌汤此予治两姨侄外感时疫，至九日面惨昏沉，牙关紧闭，痰壅气促之方也。服头煎而见小便，能认人而出语。服二剂表里热退，脉出痰下，气和思食，遂饮稀粥。后有二方，约服八剂而愈。

治正二月间外感瘟疫八九日，里热火盛，目赤耳聋，口渴烦燥，谵言错语，唇干齿燥，大便溏泄，服散疹清热并黄连犀角、白虎等汤剂，反舌焦抽小，小便闭涩，面惨脉闭，昏沉不语，痰壅气促，牙关紧闭，病势垂危之症，经验。忌服解散推下之药，少迟则药不能下也。

大生地三钱　黄柏一钱五分，盐水炒　元参二钱，盐水炒　犀角二钱，镑　黄芩一钱五分，炒　黄连一钱，捣块　麦冬五钱，去心　栀子一钱五分，炒　丹皮二钱　知母一钱，炒　石菖蒲一钱五分，九节者　木通一钱五分　猪苓二钱　泽泻一钱五分　远志一钱五分，去心　板蓝根二钱　甘草一钱

引加竹叶一钱，灯心一子，煎服。

此乃外感瘟疫传经入里，大便泄泻，热归心经，因而昏沉不语，牙关紧闭而错语痰壅气促者，乃水火不济，火盛而心气微，危在旦夕也。方中用生地、知、柏、元参以滋肾水，黄连、犀角以泻心火。麦冬、菖蒲、远志以清心润肺，利窍开心，消痰除燥，通肾气上达于心，使水火既济，此取古方凉膈散加菖蒲、远志为转舌膏之法也。黄芩、丹皮、板蓝根、栀子泻肺火兼退阴火而清心包络、三焦之热。用木通、猪苓、泽泻、甘草泻膀胱邪热而利小便，引诸经邪热从小解散也。以竹叶、灯心为引者，祛虚烦而入心降火也。虽应手而愈，然为百中救一之危症，此所谓药医不死病者也。

补阴养荣汤此予治两姨侄之第二方也。连服六剂，神足气舒，饮食得味，夜间安眠，小便清利，前症悉退。

治春间外感瘟疫，表解里清，病势已退，惟形神衰惫，气血虚弱，心神恍忽，不思饮食之症，经验。忌劳神伤气并肉面难消之物，失治则虚劳之症作也。

大生地三钱　辽沙参三钱　麦冬三钱，去心　熟地二钱黄柏一钱，盐水炒　元参二钱，盐水炒　归身二钱，酒洗　白芍二钱，酒炒　知母一钱，炒　茯神二钱　远志一钱五分，去心炙甘草一钱五分　陈皮二钱　桔梗二钱

引加生姜一小片，大枣二枚，煎服。

瘟疫之症火灼津枯，热蒸血耗，必有阴虚之患，故得汗表里俱清之后，每多心中懊憹，夜不得眠，或晚间发热，及夜多盗汗，失治则阴虚成痨，即俗说之汗后失调也。方中用二地、沙参以滋阴益肺且补五脏之阴，归、芍以养血和肝兼能敛阴而调荣，知、柏、元参以清阴火而生肾水，茯神、麦冬、远志以清心育神而交接心肾。用炙甘草佐沙参以补元气，用陈皮、桔梗理气化痰且能利膈而开提气血也。以姜、枣为引者，散逆气而和营卫也。

益津润燥汤<small>此予治两姨侄之第三方也。服头煎而见大便坚硬色黑，服二剂而通利，燥矢俱出矣。</small>

治春令瘟疫清解之后，脉静身凉，病势已退，饮食得进，小便清利，惟大便十数日不见，胃间积食，腹内作胀之症，经验。

大生地三钱　熟地三钱　麦冬三钱，去心　归身三钱，酒洗　白芍二钱，炒　花粉二钱　神曲三钱，炒　枳实二钱，麸炒　酒军二钱　郁李仁二钱，研　大麻仁二钱，研　厚朴一钱五分，姜炒　炙甘草一钱　子芩二钱　栀子二钱，炒

引加淡竹叶一钱，煎出兑元明粉一钱，冲服。

此因火灼肾水而津液焦枯，大肠燥热而不能滋润，以致大便不下也。方中用二地为君，所以滋肾水而生津液也。臣以归、芍以养血而濡血。佐以麦冬、花粉、子芩、栀子、郁李、麻仁以清肺胃之热而润大肠之燥。使以大黄、元明粉、神曲、枳实、厚朴、炙甘草以调胃而消胃间

之积食而推下燥矢也。以竹叶为引者，藉以除上焦虚烦之火而散阳明积郁之热也。

养阴益阳汤此予治一医士子汗后失调之方也。初伊患瘟疫之症，汗下之后，越数日，每于午后头热烦躁及夜间不得眠而出凉汗。延予诊视，遂用此汤。服二剂热退得眠，服八剂前症悉除而愈。

治春夏瘟疫之症，表解里清，二便通利之后，惟午后头热烦躁，神昏嗜卧及夜卧多汗，汗出而凉，惊悸不寐之症，经验。失治则成痨也。

熟地三钱　大生地二钱　当归二钱，酒洗　白芍三钱，酒炒　黄芪二钱，蜜炙　炙甘草二钱　银柴胡一钱五分　知母二钱，炒　青蒿一钱五分　地骨皮二钱　茯神二钱　麦冬三钱，去心　酸枣仁二钱，炒

引加鲜荷叶一块，煎服。

此因瘟疫邪热煎熬津液而伤阴，及过用攻发之药损气而伤阳之症也。午后头热烦躁，神昏嗜卧者，乃阴虚之潮热、肝脾之虚热，故交阴分之际即见前症也。夜卧汗出而凉者，乃阳虚之自汗也。惊悸不寐者，有触辄动者为惊，无惊而心内惕惕者为悸，总由病久消耗心血而致心气虚损也。方中用熟地、生地补真阴而生血，当归、白芍养血和肝而敛阴调荣所以补阴也，黄芪、炙甘草助阳补气而益脾固卫所以补阳也。银柴胡主阳气下陷，能引清气上行而治虚劳肌热。知母清肺金而泻阴火，润肾燥而滋阴水。青蒿清芬入脾，去血分之虚热。地骨皮退阴分之虚热而去有汗之骨蒸。茯神、麦冬、酸枣仁补心气、清心火，佐当归养

心血而收敛心气之耗散也。以鲜荷叶为引者，荷叶中空色青，形仰象震①，在人为少阳胆，生化之根蒂也，食药感此气化使胃气上升也。

羌活解瘟汤 予以此方治春瘟初感之症，一二剂而愈者盖有数十人也。

治春瘟初感在表，一二日内头疼身热，目赤神昏，烦躁不宁，骨节痠痛，小水赤涩之症，经验。忌服白术、半夏燥烈之药，少迟则传经入里而口渴舌苔，昏沉谵语之症作，非一二剂所能愈也。

羌活二钱　柴胡二钱　葛根一钱五分　荆芥二钱　苏叶一钱五分　薄荷一钱五分　栀子一钱五分，炒　木通二钱　赤苓二钱　泽泻一钱五分　甘草一钱

引加生姜一大片，煎服。

按春瘟之症，颇类风寒，而感受迥异。风寒伤自皮毛，从表入里。瘟疫则从口鼻入中，中焦待变传而自里出表，表邪不解，复传归入里也。用羌活以散太阳之邪，治头疼而除骨节之痠痛。柴胡、葛根以散少阳、阳明之邪，治头疼而解肌。荆芥疏风热而清头目，苏叶解肺经之风热而疏表，薄荷清凉能散风热而疏肝利肺。身热目赤乃肺热火郁也，故用栀子清肺热，去火郁而泻三焦之火。木通、赤苓、泽泻行水利小便，引诸经郁热由溺而解。甘草和中而散表热。以生姜为引者，同解表药味疏表而散邪也。

---

① 震：八卦之一，☳形。

解表清里汤此予治马姓之子表里不清之方也。初伊外感瘟疫多日，表邪未清，传经入里，口干烦躁，神色慌急，服此汤一剂而见大便，热退而腹痛止，二剂神清脉静而愈。

治夏初之剂，外感瘟疫至七八日，表症未解，传经入里，头痛身热，目赤神昏，谵语烦躁，口干齿燥，舌有黄苔，腹痛便秘，小便赤涩，神色慌急之症，经验。忌服燥烈补助之药。

柴胡二钱　荆芥二钱　薄荷一钱五分　葛根二钱　花粉三钱　大生地三钱　赤芍二钱　知母一钱五分　石膏四钱　栀子二钱，炒　枳实二钱，麸炒　厚朴一钱五分，姜炒　木通二钱　泽泻一钱五分　甘草一钱五分

引加竹叶一钱，灯心一子，煎出兑元明粉一钱，冲服。

此乃取仲景柴胡加芒硝汤之意也。外感瘟疫多日，表症未解，传经入里，里热又盛，故解表清里兼施。用柴胡以散少阳之邪而解表，荆芥疏风热而清表，薄荷疏肝肺而散风热。葛根散阳明之邪，同柴胡而解肌。花粉清胃热而生津止渴，生地、赤芍滋阴而清血分之热。知母、石膏、甘草为白虎汤，清肺而泻胃热，兼清肾火又能解表。栀子解火郁而清三焦之热。枳实、厚朴散满消痞，行气推食。元明粉润燥软坚，下行推食而力微缓于芒硝也。木通、泽泻行水而泻膀胱之热，导丙丁之火由溺而出。以竹叶、灯心为引者，叶生竹上，心以入心，故清上焦虚烦而泻心火，里热清下则表症俱解也。

清热止痢汤 此予治奏事处富大爷痢疾腹痛之方也。初伊患红痢疾之症，腹痛日夜无数，予疏是汤，服头煎夜间止一半，二三剂痢止而愈。

治夏令红痢腹痛，昼夜无数，头疼发热，口渴烦躁，胸膈痞闷，不思饮食，小便赤涩之症，经验。忌服人参、白术补涩之剂。

白芍三钱，微炒　黄芩二钱，炒　苍术一钱五分，泔浸
茯苓二钱　枳实二钱，麸炒　厚朴一钱五分，姜炒　花粉二钱
青皮一钱五分　木通二钱　泽泻一钱五分　车前子二钱，微炒
甘草一钱五分

引加生姜二钱，红糖三钱，煎服。

此属太阳症之热痢，故头疼发热也。肠胃间有客热，积结而伤血作痢。气血不和，木盛克土乃作腹痛。泄痢伤阴而耗津液，故口渴烦躁。胸膈痞闷乃虚气上逆也。小便赤涩者，乃下焦热结，膀胱火盛也。方中以白芍为君，黄芩为臣。白芍酸收而苦泄，敛脾阴而和营气，又能于土中泻木，故止腹痛而去痢。又白芍、甘草酸甘相合，用补阴血，乃取仲景甲己化土①之意也。黄芩苦坚泄阴火而彻热，加以白芍、甘草行太阴而和里气也。以苍术、花粉、枳实、厚朴为佐者，苍术升阳而开胃间之郁，花粉荡胃热而止渴，枳实、厚朴苦降泻痞满而消胀，乃土郁夺之之意也。使以青皮伐肝，使不克土而理下焦之气。茯苓、木

---

①　甲己化土：运气术语。指逢甲己为土运。《素问·天元纪大论》："甲己之岁，土运统之。"

通、泽泻行水渗湿热而泄膀胱之火，车前子利小便而不走气也。生姜散肠胃之逆气，红糖行血分而止红痢也。

清暑正气汤予以此方治伏天伤暑霍乱，上吐下泄之症多矣。服头煎而止吐泄、头痛、转筋，尽剂而无不愈者。

治伏暑之令伤暑霍乱，头痛发热，饮冷停水，胸膈满闷，腹痛转筋，呕逆恶心，上吐下泄，小便赤涩之症，经验。

香薷一钱五分　藿香二钱　扁豆三钱，炒研　茯苓二钱　泽泻二钱　陈皮一钱，留白　木瓜二钱　青皮一钱　枳壳二钱，麸炒　厚朴一钱五分，姜炒　炙甘草一钱

引加生姜一片，黄土水煎服。

《经》云：长夏气在肌肉，表实者里必虚。脉虚身热，得之伤暑，外症头痛口干，面垢自汗，呕逆泄泻，少气倦怠，其大较也。盖缘纳凉太过，饮冷太多，阳气为阴邪所遏，反中入内，故见头痛、发热、恶寒之症。用香薷辛温香散以发越阳气，散水和脾且去蒸热恶寒。藿香辛温散满和中，辟恶止呕兼能正气。扁豆甘温腥香，散暑和脾，消脾胃之暑湿，降浊而升清。茯苓、泽泻渗湿利水，入肺而通利膀胱。陈皮理气调中而能疏滞。肝木乘脾则转筋，木瓜酸能敛肺，助肺金以平肝邪，故治霍乱转筋也。青皮伐肝，疏下焦之滞气。枳壳、厚朴利膈散满能开心腹之凝结，炙甘草益脾和中而调剂诸药。生姜散满止呕，黄土安胃而调中也。

清胃止泄汤予以此方治夏令呕吐腹泻之人不计数矣。

治夏令伤食停水，胃间嘈杂，胸膈痞满，不思饮食，或呕吐恶心，或肠鸣腹痛泄泻之症，经验。

藿香二钱　神曲三钱，炒　谷芽三钱，炒　花粉二钱　白芍二钱，炒　青皮一钱五分　枳壳二钱，麸炒　木通二钱　茯苓二钱　猪苓二钱　泽泻一钱五分　甘草一钱

引加生姜一片，煎服。

此内伤暑热，贪食积胃，过饮停水，或伤酒食而作泄之症也。戴元礼①曰：腹泻，痛甚而泻，泻而痛减者，食积也；肠鸣腹痛，痛一阵泻一阵者，火也。藿香正气和中，散满止呕而开壅热。神曲、谷芽调中开胃，化水谷，消积滞而去胃间嘈杂。花粉清胃火而解烦渴。白芍和肝，能于土中泻木而止泄泻，且苦泄能行营气而去腹痛。青皮破滞伐肝，能除肝木之克脾土。枳壳疏气宽中，泻胸膈之胀满。木通上清肺热，下达膀胱而通条水道。二苓、泽泻淡渗利肺，行水而达膀胱、小肠，导诸湿热由溺而泄。甘草协和诸药而缓中。引以生姜者，散逆气而止呕也。

益气定中汤此予乙巳年五月治伍中堂霍乱，上吐下泄之方也。初中堂因天热多渴，过饮汤水，停留胃间，加以暑湿干脾，忽作吐泄不止。予诊视见右寸肺脉濡散，遂用此汤，重加人参，连服二剂，泄虽少止而神虚气败，后用生脉散，仍重用人参，脉仍如是。复用独参汤，同计用参至一两二钱，次早将能脉复而保护元气未脱也。

　①　戴元礼：戴思恭，字元礼，号肃斋（一作复庵）。明代医家，著有《证治要诀》《推求师意》。

治夏令过饮汤水，气弱不化，停留胃腑，加以暑湿干脾，木侮脾土，以致阴阳不分，水并大肠，霍乱吐泄，洞泄不止，头沉肢倦，手足冷逆，神虚气败，小便欠秘之症，经验。用参少迟则气脱也。

藿香二钱　白芍三钱，炒　茯苓二钱　猪苓二钱　泽泻一钱五分　木通一钱五分　车前子二钱　花粉二钱　陈皮一钱　人参三钱

引加生姜一小片，用黄土水煎药，每煎分二次服。

肺主气，夏月火盛灼金，金不能生水则肺受伤，膀胱热则阳不能化阴，故气虚而小便秘，阴阳不利则霍乱吐泄也。藿香辛温，理脾肺之气，去上焦壅热正气，调中而止呕吐。白芍和肝，能于土中泻木而理脾阴。二苓甘淡渗湿，能入肺而通膀胱。泽泻甘咸入肾、膀胱而同利水道。木通行水，使之由溺而解。车前子分利阴阳，利小便而不走气。花粉去胃热，止呕吐而生津。陈皮理气调中，人参固肺补气以防气脱，生姜止呕散逆。用黄土水煎药者，藉土气安胃而定中州。而每煎缓服者，欲以蓄存胃间而行药力，恐其随水势入大肠而下也。

和肝安胃汤此予乙巳年七月治梁中堂呕吐之方也。中堂年逾六旬，偶感忧郁，饮食停胃，大吐不止，头眩恶寒，手足厥凉，脉息沉伏。服一剂吐止脉出，服三剂全愈。

治夏令忧郁伤肝，肝火冲逆，木盛克土，胸膈痞满，胃气不和，呃逆呕吐，连吐不止，头眩恶寒，手足厥凉，脉息沉伏之症，经验。

藿香一钱五分　柴胡一钱，醋炒　白芍三钱，炒　青皮一钱　茯苓二钱　花粉二钱　人参一钱　陈皮一钱　枳壳一钱五分，麸炒　厚朴一钱五分，姜炒　枇杷叶二钱，蜜炙

引加生姜一片，用黄土水煎服。

年逾六旬，质体素弱，因触忧郁，膻中不舒，肝火冲逆，克侮脾土，故胸膈痞满，呃逆呕吐也。头眩恶寒者，清气不能上升而表气虚也。脉息沉伏者，阳气闭塞也。时在伏暑，故用藿香调中止呕，散满正气。柴胡、白芍清肝火而和肝气，又能于土中泻木而和胃。青皮伐肝而解下焦之气结，茯苓、花粉渗湿而清胃间郁热，陈皮理气调中，枳壳、厚朴开胸利膈，散满降逆，枇杷叶职司清降，清热而降上焦壅逆。用人参者，吐则伤气，扶正气而定中州，又能同柴胡以升补阳气。引以生姜者，藉以散寒止呕也。肝和火清则木不克土，土无木侮则呕自止也。

止泄二苓汤 此予治知州王公水泄之方也。初伊因天热多渴，饮水无节，以致腹泄，三日不止，延予诊视，遂立此汤，服头煎泄止，尽剂而愈。

治伏暑之令，天气炎热，膀胱积热，便秘多渴，饮水无节，阴阳不分，水并大肠，肠鸣即泄，胸膈痞满，不思饮食，脉缓伤水，泄泻之症，经验。

藿香一钱五分　黄芩二钱，炒　枳壳二钱，麸炒　青皮一钱　花粉二钱　茯苓二钱　猪苓二钱　泽泻一钱五分　车前子二钱　大腹皮一钱五分　甘草一钱五分

引加淡竹叶一钱，灯心一子，煎服。

此饮水伤湿，阴阳不分，作泄之症也。戴元礼曰：水泄腹不痛者，湿也。藿香辛温理气和中，辟恶止呕，兼治表里。肺热水并大肠则腹泄，黄芩清肺彻热，而枳壳泻肺热且开胸利膈。又木盛克土则腹泄，青皮伐肝而泻木。胃热乃思饮，花粉清胃热，生津止渴。茯苓走气分，猪苓走血分，二苓甘淡渗湿，利水入肺而通膀胱。泽泻甘咸，泻滞行水，入肾、膀胱，同利水道。车前子渗膀胱湿热，利小便而不走气。大腹皮行水消胀，甘草缓中以止泄。引以竹叶、灯心者，竹辛淡甘寒，叶生枝上，故治上焦发热大渴，灯心甘淡而寒，心能入心，清肺热而利小肠，合苓、泻诸味引湿热由溺而解也。气正则阴阳分，湿热退则泄泻止也。

凉血散火汤此予治一贵官伏暑之际，忽觉面目四肢发热而生赤瘢成片，肌热如火之方也。服此汤二剂而愈。

治伏暑夏令炎热灼人，热搏肌肤，火煎血分，面目四肢发热而生赤瘢成片，肌肤烈烈如在火旁，微肿微痒之症，经验。

大生地三钱　赤芍三钱　丹皮二钱　防风二钱　荆穗二钱，炒　威灵仙一钱五分　地肤子二钱　木通二钱　栀子二钱，炒　黄芩二钱，炒　甘草一钱五分

此火热灼血，血分实热之症也。生地凉血，赤芍行血，丹皮退血分之热，防风消风散火。荆穗行血分，能去皮里膜外之风。威灵仙性善走，能宣疏五脏，通行十二经络，治痛风顽痹。地肤子气寒，能去皮肤风热丹肿。木

通、栀子通利经络，去伏热之伤血而除血分之火郁。黄芩苦寒，退上焦之风热，甘草和中解毒而清热也。

清肺导滞汤予每至春夏之际，遇劳碌或远行受热则大便燥结，努圊①不下而矢内见红白黏汁，似痢疾而腹不痛，虽不觉病而胃间满闷，饮食无味而消渴。用此汤殊经效验。而屡用此汤治年老血枯，大便燥结之人亦多经验。

治大肠滞热，大便结燥，努圊不下而矢内带红白黏汁，颇类痢疾而腹不痛，胃间满闷，懒食消渴之症，经验。

大生地三钱　当归二钱，酒洗　白芍三钱，生　青皮一钱二分　侧柏叶二钱，炒　子芩二钱　花粉二钱　栀子一钱五分，炒　枳壳二钱，麸炒　厚朴二钱，姜炒　甘草一钱五分

引加柿饼子一个，煎服。

《经》云：肺也者，傅相之官，治节出焉。火盛克金则肺叶焦，气无所主而失其治节也。肺与大肠相表里，肺热移于大肠，火灼津液而为黏汁，随大便而见，颇类痢疾也。大便燥结于肠内，不能通利，故胸胃满闷也。惟肠内无积滞，故腹不作痛也。生地凉血，清胃与大肠之火，当归、白芍养血泻肝火而治泄痢后重，青皮破滞而解下焦之气结，侧柏叶滋肺而清血分之热，子芩润肺燥而泻大肠之火，花粉清胃热而生津止渴，栀子泻肺经之邪热而去火郁，枳壳泻肺而宽肠胃，厚朴下气而散实满。甘草泻邪热

---

① 圊（qīng 青）：原指茅厕，厕所，此指排便。

而调剂诸药，故有国老之称焉。引加柿饼者，取其润肺滋肠之义也。

补中止痢汤此予□□夏在热河治方□休息痢之方也。伊患痢多年，每于夏秋之际则犯。予先以苍术、花粉等导滞之剂去其暑湿之滞，后用此汤连服五六剂而愈。

治素有痢疾之症，每逢夏秋，或伤于酒食或伤于劳碌即犯，名休息痢。红多白少，腹不甚痛，肛门重坠，日夜无数，胸胃虚满，气虚懒食，脉息沉微之症，经验。忌用攻消推下之剂。

黄芪二钱，蜜炙　人参一钱　当归二钱，酒洗　白芍三钱，酒炒　侧柏叶一钱五分，炒　阿胶二钱，蛤粉炒　黄芩一钱，酒炒　车前子二钱，微炒　茯苓二钱　猪苓二钱　泽泻一钱五分升麻一钱五分，蜜炒　荆穗一钱五分，炒黑　炙甘草一钱五分

引加生姜二钱，煎服。

滞热内结而痢疾者，必腹先作痛而后痢。腹不痛而痢见红黏之物者，乃大肠之滞热搏血。而里急重坠，不时便痢，日夜无数者，此休息利①也。此症或伤酒食，或过劳碌即发，宜理血升气，微加以清热分利之剂，治之不可纯用攻消推下之药，重伤元气也。黄芪、人参补中助气，益脾固表。当归理血养阴，同黄芪为补血汤。白芍益阴和肝，为治痢之要药。侧柏叶清血分之热而止红痢，阿胶和血益阴为理血之要药，黄芩泻阴火而彻热，车前子清肝热

---

① 利：通"痢"。《淮南子·地形》。"轻土多利。"

而利小便湿热，茯苓利水渗湿而行气分，猪苓利小便而行血分，泽泻泄膀胱之热从溺而解。升麻升提阳气而除重坠，用蜜炒者，引黄芪、炙甘草助气之药上行也。炙甘草缓中助气益脾，生姜开瘀解滞而散痢也。气壮血和，热清湿下，痢自止也。

化斑汤 此予治五侄女瘟疫发斑之方也。初侄女外感瘟疫，头疼发热，口渴饮凉，目赤舌苔白，身上微露斑点，色紫而头面不显。予用透表清里之剂二帖未愈，遂延余公用升解散兼重用石膏、黄连、犀角之属二帖而病势转剧。又延文公诸医，疗治数日，斑总未透而发热烦躁益甚，更增耳聋齿燥，舌苔兼黑，干呕恶心，痰壅气凑，自述气截不能上升，此已至八九日也。是日起更时，予见其烦躁不宁，目昏不能识人，且手足抽搐，内风已作。诊其六脉，微细而急，知其绝在旦夕。再四体会其病症之情形及已用之药味，一无响应。叹骇之余，偶忆仲景曾立一化斑汤，即白虎汤以粳米易人参，虽未深晓其神妙，而当彼之际，舍是汤而再无可用之剂。遂备此汤于亥刻，令其服下，似稍安，少顷遂眠，至早方醒。斑点全消，痰涎下降，气能上升，然肌热、口渴、目赤仍具，又疏一柴葛解肌汤加党参数味服之，至晚少得凉汗。由此前症虽除，惟日逐昏睡如痴，予知其前经邪火燔炽，销铄阴液，并过服黄连、石菖蒲、石膏、犀角之属，泻损心气，遂用益阴育神之剂数帖而愈。

治春令外感瘟疫，阳毒发斑，肢体露斑点，其色焦紫而头面不显死症也，头疼发热，口渴饮凉，目赤，舌苔先白后黑，齿燥无津，耳聋干呕，火炎目盲，昏不识人，烦躁不宁，内风已生，手足瘛疭，痰壅气促，气截不升死症也，病势垂绝之症，经验。稍迟则气绝也。

人参七分　知母一钱五分，炒　石膏二钱　甘草一钱

不加引煎服。是汤一帖痰下气畅而得命。

按先圣仲景立白虎汤，治伤寒脉浮滑，表有热，里有寒，及三阳合病。通治阳明病，脉洪大而长，不恶寒反恶热，头痛自汗，口渴舌苔，目痛鼻干，不得卧，心烦躁乱，日晡潮热等症。又于本方除粳米加人参，名化斑汤，云治胃热发斑脉虚者。予每遇时疫传经阳明之症，口渴舌苔者，则加用白虎汤服之，无不应手。至侄女之症，余公数人俱用知母、石膏，而石膏用至两许，病势转剧，直至绝不待时。予无可如何，偶忆化斑汤，用之而获效者，仰见仲景诚为医家之祖，其元妙精微不可得而领会也。予虽投是汤，乃一朝诡遇而活侄女，非真知灼见而用之也。即再遇瘟疫发斑之症，亦断不敢遽用人参而致贻误也。间尝详绎其理，盖人身具阴阳以生，二者相须而成也。《经》云：无阳则阴无以生，无阴则阳无以化。又云：血脱者益其气，此阳生则阴长之义也。夫瘟疫之症，邪火燔炽，销铄津液，莫不伤阴，故治之之法，宜以解表邪，清里热，兼之滋阴益津为要也。至燥渴心烦，里热炽盛，津液煎竭，阴水将绝，则芩、连、知、柏之属如杯水而救车薪之火，安有济哉？先圣立化斑汤，用人参补元阳之气，济阴以生津，使阳生阴长，水升火降。佐以知母滋肺而泻肾火，石膏清肺而泻胃火，甘草和中而泻心脾之火，则邪氛自退而斑毒自消矣。此治症之元机妙法，吾辈粗浅之学何能窥测也！

第二方

柴胡一钱五分　葛根一钱五分　薄荷一钱　花粉二钱　竹

茹二钱　　党参二钱　　沙参三钱　　知母一钱，炒　　元参二钱，盐水炒　　麦冬三钱，去心　　甘草一钱

引加淡竹叶八分，煎服。是汤服一帖而少得凉汗，热退渴止，前症悉除。

夫外感之症，但有一分肌热便是表症未清，故用柴胡葛根解肌以清表热。薄荷辛散清凉之品，能疏肝而利肺。花粉、竹茹止渴生津，且开胃土之火郁。党参用以代人参补五脏之阳，沙参补五脏之阴，知母滋阴水而泻肾火，元参壮水以制火而散无根浮游之火。麦冬润肺生津，除烦消痰。甘草缓中而退肌表之热，竹叶凉心止渴，除上焦风邪烦热。肌解热退，正强邪消，水壮火散，病自愈也。

第三方

大生地三钱　　黄柏七分，酒炒　　北五味五分，炒　　麦冬二钱，去心　　茯神二钱　　酸枣仁二钱，炒　　远志一钱五分，去心　　沙参三钱　　当归二钱，酒洗　　白芍二钱，酒炒　　炙甘草一钱五分

引加荷叶蒂三个，煎服。是汤服三帖神清起坐，思饮食而愈。

凡外感之症，邪火燔炽，销铄津液，即清解之后，多有下午潮热烦躁或夜不得眠而出盗汗，皆阴亏之候也。更有里症急邪火旺之际过服黄连、犀角、石膏、石菖蒲之属，泻损心气，及清解后心神虚耗而不得眠，或昏睡不醒，形同醉人。此上损心神，下亏肾水，心肾不交之故也。是以用生地、黄柏、五味子益阴生水而敛耗散之精，麦冬、茯神清心育神，酸枣仁、远志宁心敛汗而交心肾，沙参清肺火而补肺气且能补五脏之阴。外感邪热，消耗阴血，故用当归、白芍补养血液且敛阴助脾，炙甘草补三焦

元气而调和诸药，且芍药甘草汤治腹痛阴阳气血不和之症，酸甘相合，甲己化土，此仲景之妙方也。引用荷叶蒂者，裨助脾胃而升发阳气也。

加味桂枝汤此予治陶公小女瘟疫清解后蒸热之方也。初女外感瘟疫，医治服药，病瘥后神清脉静，二便通利，一无头疼口渴之症，惟不时发热，蒸蒸汗出不止，嗜卧懒动，延予诊视，知其为病后余邪客于募原之症，遂疏是方，服一帖热退汗少止，二帖而愈矣。

治春令外感瘟疫，清解之后，神清脉静，二便通利，头疼口渴之症悉除，惟时刻头上及周身蒸热，潮汗不止，嗜卧懒动，微觉烦闷，此乃余邪未尽，客于募原，营弱卫强之症，经验。忌服发散表邪及固涩敛汗之剂。

桂枝一钱　白芍二钱，微炒　知母一钱，炒　黄芩一钱，炒　薄荷五分　甘草八分

引加生姜一小片，大枣二枚，煎服。

此遵仲景桂枝汤加知母、黄芩、薄荷之法也。《经》云：阳浮者热自发，阴弱者汗自出。王好古曰：或问桂枝止烦出汗，仲景治伤寒发汗，数处皆用桂枝汤，又曰无汗不得用桂枝，汗多者桂枝甘草汤，此又能闭汗也，二义相通否乎？曰：仲景云太阳病发热汗出者，此为营弱卫强，阴虚阳必凑之，故以桂枝发汗，此乃调其营气则卫气自和，风邪无所容，自汗出而解；汗多用桂枝者，以之调和营卫，则邪从汗出而汗自止，非桂枝能闭汗孔也。今用桂枝发散为阳，芍药酸收敛阴，甘草甘平固脾，引以姜、枣以行脾之津液而和营卫，则热自解而汗自止也。夫外感之

症，发热日久则灼津液而亏阴，况小儿之体阴分本不足也。知母上清肺金而泻火，下润肾燥而滋阴。黄芩养阴退热，能治上焦之风热。薄荷辛能散凉，能清而疏肝利肺。故加用之以佐桂枝汤而救阴泻火，热清汗止，病自愈也。

育阴解蒸汤此予治侍卫处海公汗后晚间发热，夜间出汗之方也。初伊外感瘟疫，经医服药清解之后，午后壮热烦躁而夜间不得眠，既睡汗出不止，发热饮凉，不思饮食，大便滞结，小便黄涩，遂疏是方，服二剂热解汗止，饮食得味而愈。

治夏令外感瘟疫之症，虽经清解，脉静身凉，每于午后壮热烦躁而夜间不得眠，既睡蒸蒸汗出不止，发热饮凉，胃间虚闷，不思饮食，大便滞结，小便黄涩之症，经验。失治日久则成虚羸之症也。

银柴胡一钱五分　知母一钱五分，炒　地骨皮三钱　麦冬三钱，去心　丹皮二钱　赤苓二钱　泽泻一钱五分　花粉二钱竹茹二钱　谷芽二钱，炒　甘草一钱

引加荷叶蒂三个，煎服。

夫夏令瘟疫火症也，邪火内炽则五液被灼而阴亏，故表里清解之后而津液枯，阴火作焉。午后壮热，夜间汗出，皆阴虚之证。阴火附骨则里热骨蒸，胃间余热未尽则虚闷而不思饮食，水亏则金失养而移热于大小二肠，故大便滞结而小便黄涩也。银柴胡平肝、胆、心包、三焦相火而解肌热。知母上清肺金而泻火，下润肾燥而滋阴。地骨皮散表邪兼清里热，且退有汗之骨蒸。麦冬清心润肺，泻热除烦。丹皮入心包、肝、肾之经而泻阴火，赤苓、泽泻

利湿热而泻肾经之火，花粉生津润燥而涤荡胃腑之虚热。竹茹除热祛烦，清肺金之燥而开胃土之郁，谷芽消积滞而开胃快脾，甘草调中而清热，荷叶蒂升清阳而助胃气也。阴火消则热退汗止，胃郁解则饮食得进而身体日强也。

清热利咽汤此予治理藩院穆领催①咽喉肿痛之方也。初伊觉头微疼，胸膈烦热，喉间作痛，渐至肿痛，咽喉甚窄，将碍饮食，求予诊视，遂疏是汤，连服二剂，头疼止，喉肿微消，又按方加减，服二剂，肿痛全消而愈。

治夏令外感风热，风火上郁，相火独胜，咽喉肿痛，头微胀疼，胸膈烦热之症，经验。病虽不大，为症甚急，失治则咽闭而气绝也。

桔梗三钱　甘草二钱　薄荷一钱五分　防风一钱五分　荆芥二钱　元参二钱　花粉二钱　牛蒡子二钱，研　知母一钱五分，炒　黄芩二钱，酒炒　枳壳二钱，麸炒　栀子一钱五分，炒

引加竹叶一钱，灯心五十寸，煎服。

夫人手少阴君火心之脉气也，手少阳相火三焦之脉气也，二经之脉并络于喉。喉痹乃相火胜也，然必由外感而起，故气热则内结，结则咽喉肿痛，结甚则为喉痹，痹甚则不通而死也。桔梗、甘草，《金匮》之桔梗汤也。桔梗苦辛，清肺而利膈，又能开提气血，表散寒邪。甘草甘平，解毒而泻火热，为清膈利咽之要剂。薄荷清凉散风热而疏肝利肺，防风祛风火而消肿痛，荆芥疏风热而清头

---

① 领催：清代官名。满语"拨什库"的汉语意译，司佐领内的文书俸饷。

目。元参、知母滋肾水而泻相火，清肺金而润肾燥。花粉生津液而解烦渴，牛蒡子利膈清痰而解毒消肿，黄芩清肺中之气热而消咽喉之肿痛，枳壳泻肺而除胸膈之滞热，栀子退火郁而清上焦之热，竹叶、灯心除上焦虚烦之热而清心火。既清肺中之郁热，且泻相火之炽胜而散风热之上干，则咽喉利而肿痛自消矣。

清金止嗽汤此予治爱公伏天咳嗽不止之方也。伊咳嗽多日不愈，日西尤甚，予诊其脉，右关洪大而右寸沉数，乃胃热而火刑金之候。遂立此汤，服二三剂而愈。

治夏令胃间停热，火上刑金，肺受其克而作咳嗽，日西尤甚之症，经验。忌服半夏燥烈之剂。

大生地三钱　知母一钱，炒　天冬二钱，去心　麦冬三钱，去心　川贝母二钱，研　黄芩二钱，酒炒　桔梗二钱　花粉二钱　竹茹二钱　栀子一钱五分，炒　甘草一钱五分

引加荷叶蒂三个，煎服。

土为金母，故胃热则刑金也。肾为肺子而金水相生，故以生地为君滋阴凉血而清燥金，知母益水而清肺金。天冬、麦冬入手太阴气分，清金降火，益水之上源而抑胃火之冲逆。川贝母散肺间之郁热而清痰止嗽，黄芩、桔梗泻阴火而清肺热，利肺气而豁痰，花粉、竹茹除胃间之滞热而清胃腑之郁火，栀子清三焦之热而去火郁，甘草清热而调和诸药，荷叶蒂清胃热而升清阳。热解火消，肺不受侮且金水得以相生，则咳嗽自宁也。

诸痛类 附痿症、淋症

诸痛者，谓头痛、肩背痛、胃脘痛、腹痛、肋痛、胁痛、腰痛、少腹痛、腿足痛也。头痛，外感风寒之症，俱详于伤寒、伤风类。若夫头痛九窍不利者，耳鸣目眩，觉空虚，恶劳动，脉大而缓者，此气虚头痛也，宜四君或补中益气汤。然诸阳聚于头，高巅惟风可到，故必兼风，宜少加风药。头痛自鱼尾上攻，星星如细筋抽引，痛不甚，脉芤或数者，此血虚头痛也，宜四物少加风药。头痛昏重欲吐，兼眉棱骨痛，脉滑者，此湿痰头痛也，宜二陈少加风药。头痛发热汗出，失音喉痛，两太阳穴痛甚，此相火上冲，阴虚头痛也，宜六味丸。又宿食不消，浊气熏蒸，头胀作痛者，宜平胃散加枳实。又诸经气滞，亦头痛，宜分经理气治之。若真头痛，手足寒至节，全脑皆痛者不治。至于偏头痛者，当分其左右而治，左属风血，右属热痰，总之多由风邪客于少阳，故痛久而损目也，宜以柴胡为君，按症加药而治。头风者，头痛日久即名头风也，宜泻火凉血加以辛温散表之剂。肩背痛者，乃流火也，或因血虚有热，或因坐久劳伤，致血脉不周而作痛也，宜用调气合血而兼通经络之药。胃脘痛多由触怒伤肝，肝火盛而木克土，或因寒热积水，犯胃而作痛，治宜清肝顺气，或散寒，或清热，或消水为要。腹痛者，气滞不行也。《经》云：通则不痛。痛无增减，喜食热者，寒也，宜温中。时痛时止，脉洪大数者，热也，宜清里。吐泄并作而腹痛者，暑也，宜正气清暑。腹痛得利而减者，食积也，宜消导。绕脐痛者，滞热也，宜开滞解热。肋痛左边多是留血，右边悉是痰积，应分别痰血而治。胁痛，胁为肝部，忿怒伤肝或肝郁气滞而作痛也，宜用平肝越鞠之剂。腰痛，腰主肝肾二经，其本总由肾虚，宜六味丸加续断、杜仲、牛膝、归、芍之属。亦有因风寒湿热而作痛者，宜加羌活、防风、秦艽、苍术、附子、茯苓、泽泻。若因挫闪跌打血瘀者，脉必实或涩，宜用归尾、桃红、红花、乌药、香附、苏木。少腹痛，厥阴肝脉络于阴器，上入少腹，故少腹作痛，阴囊冷结，硬如石，牵引睾丸为寒疝，症虽见乎肾病，实本乎肝，乃肝邪也。疝有七种，寒疝、水疝、筋疝、血疝、气疝、狐疝、癫疝也。先贤谓阴气积于内，复为寒邪所袭，荣卫不调则成疝。名虽有七种之分，总由于寒湿之所致也。然疝固属寒，郁火一说亦不可废。每见少壮之人，相火炽盛而不得泄者，便有少腹胀痛，连及两旁而鼓起两条，坚硬作痛或牵引肾囊睾丸抽硬掣痛，此又未可与寒湿同日而语也。总之临病参症为要焉，审是前七种之疝，则导气汤、橘核丸皆可参用。审是相火郁结作痛之疝，则又当用橘核、川楝、栀子、木通、二苓、泽泻、丹皮之属也。膝属脾肾肝，凡人逸则痿软无力，劳则痛如针刺，脉洪数有力，皆肝肾阴虚火盛所致，宜六味加牛膝、车前，断不可用发散之药。至若痿症，朱丹溪曰痿起于肺热，治痿独取阳明。阳明者，五脏六腑之海，主润宗筋，能束骨利机关，阳明虚宗筋驰纵则足痿也。盖火性炎甚，嗜欲无节，水失所养，火寡于畏而侮

所胜，肺因之而热。木性刚急，肺热金弱，木寡于畏而
侮所胜，脾因之而伤而痿作矣。泻火则金清，金清则木
有所制，脾自不伤。补水则火退，火退而肺得所养，何
至于热？阳明实则宗筋润，骨坚机关利，痿何由作也？
足心属肾，或热或痒，或痛或麻，或肿胀，皆肾虚也，
宜六味、八味消息用之。足跟属膀胱、肾，热痛乃因房
劳阴血虚极也，宜圣愈汤加减用之。久则成筋痹，又宜
加用羚羊角、木瓜、知母、黄柏、青皮、牛膝之属方能
取效也。至脚气肿痛乃湿热下注，宜以扶壅汤加减治之
可也。

益气祛风汤此予在沈阳治玛三几头痛之方也。初伊触怒头痛，
服防风通圣之剂数日未愈，延予诊视，两寸甚微，懒食嗜卧，气分虚
惫，遂立此汤，服一剂而痛减，二剂而愈。

治气分虚弱兼之触怒伤肝，肝火生风，上攻巅顶，以
致头痛耳鸣目眩，懒食多卧之症，经验。

人参一钱。如无人参以党参三钱代之　黄芪二钱，蜜炙　陈
皮一钱　柴胡二钱　当归二钱，酒洗　白芍二钱，酒炒　甘菊
花一钱五分　藁本一钱　蔓荆子一钱五分，研　炙甘草一钱
五分

引加生姜一片，煎服。

此气虚兼肝经风火上攻之头痛也。诸阳聚于头，惟风
可到，气虚则阳气下陷，清阳不能上升而头沉作痛，又加
肝火上冲，故头痛也。人参、黄芪补中益气，陈皮理气调
中，柴胡清肝火而引清阳之气上升，当归、白芍养血和

肝。甘菊花性禀平和，备受四气，饱经霜露，得金水之精居多，能制火而平木。藁本辛温雄壮，入足太阳经，散巅顶之风而治头痛。蔓荆子苦辛，泻热解毒，能上升而散头痛。炙甘草和中，佐参芪而补气。生姜散郁，同风药而散头痛也。

理血止痛汤此予治三弟妇头暴痛之方也。伊偶觉头痛，后自鱼尾上攻，满头俱痛，坐卧不住，痛苦难忍。予诊视其脉，两寸俱涩，遂立此汤，服头煎而痛减，尽剂痛止而愈。

治血分亏虚，肝虚火盛，风火冲逆，自鱼尾上攻，头痛暴作，满头俱痛，坐卧不住，痛苦难忍之症，经验。

大生地四钱　当归三钱，酒炒　白芍三钱，酒炒　川芎一钱五分　甘菊花一钱五分　薄荷一钱　蔓荆子二钱，研　防风一钱五分　柴胡一钱五分　丹皮二钱　炙甘草一钱

此血亏肝虚，风火上炎之头痛也。肝虚血枯则易动风火，上攻头目，故有头痛之患也。生地凉血益阴，当归补血拈痛，白芍益三阴而和肝，同当归以补血。川芎上行头目，下行血海，搜风散滞而止头痛。甘菊花制火平木，息风除热而治头痛。薄荷辛凉，通窍消风散热而治头痛、头风。蔓荆子苦辛泻热，能上行而散头痛。防风散肝风而消风火，柴胡泻肝火升清而去头痛，丹皮清血分之热而祛肝风。炙甘草协和诸药且能佐血药而养阴血。生姜①开滞气，同风药而散头痛也。

---

① 生姜：上方无生姜。

补水泻火汤此予治家母舅口疮舌痛之方也。舅初因口舌肿痛，医用清胃泻心之药，服十数剂未愈，后至舌之两旁肿泡，泡破无脓而痛苦益甚。予往诊视，其左寸心脉不甚洪数，而左尺肾脉浮洪而数，遂作此汤，服二剂而痛微减，连服约十剂而愈。

治口疮舌痛日久不愈，渐至舌之两旁起泡，泡破无脓，肉色黄而洼陷，痛苦难忍而成舌疳之症，经验。忌房劳气恼之事。

熟地三钱　黄柏一钱五分，酒炒　知母二钱，炒　元参二钱，盐水炒　丹皮二钱　大生地三钱　板蓝根二钱　麦冬三钱，去心　远志一钱五分　石菖蒲一钱，九节者　栀子二钱，炒　木通二钱　茯苓二钱　泽泻一钱五分

引加鲜荷叶蒂三个，煎服。

舌为心之苗，故舌上生疮者皆从事于心也。然肾脉连舌本，心火盛而肾水衰，水火不能既济，则火益上炎也。徒用芩、连、栀、翘诸抑火之剂，于病何益？故用熟地、元参补肾中真阴而壮水以制火，黄柏、知母泻相火补肾水之不足而上清肺金、下润肾燥，丹皮入肾经而泻阴火。生地、板蓝根生血凉血，入心肾而清热。麦冬、远志、石菖蒲清心火而解心经蕴热，且能交心肾而使水火既济。栀子、木通、茯苓、泽泻清三焦之火，泻膀胱之热，行水利湿而引诸经之邪热屈曲下行从小便出。引以荷叶蒂者，亦滋阴清热之意也。水生火降，水火既济则舌之肿痛自消矣。

散火消痛汤此予治萨公左肩背连胳肘疼痛之方也。初伊肩背

筋痛，后至连腕俱痛，不能动转持物。予用此汤，连服四剂，痛止而愈。

治左肩背连腕作痛，不肿，难以动转，不能持物之症，经验。

大生地二钱　全当归三钱　赤芍二钱　丹皮二钱　防风二钱　荆穗二钱，炒黑　威灵仙一钱五分　木瓜二钱　桂枝一钱　黄芩一钱五分，酒炒　木通二钱　桔梗二钱　甘草一钱五分

水三钟，木瓜酒一钟，煎出热服。

此流火搏血，血虚瘀滞之作痛也。大生地、丹皮生血凉血，清血分之火热。全当归、赤芍活血拈痛而通血分之滞，防风散风而疏经，荆穗善升发而散血中之风，威灵仙通行十二经而祛臂胫之风，木瓜疏滞气而舒筋，桂枝横行手臂而疏通经脉，黄芩清肺彻热，木通通利九窍血脉关节而去拘痛，桔梗入肺泻热而开提气血，甘草和中解热，木瓜酒行气和血而通行经络以消痛也。

益气拈痛汤此予治一赵姓左胳膊疼痛之方也。伊屡服疏经散风之剂未愈，予诊其脉沉涩，遂用此汤，服二剂痛止而愈。

治年老之人左胳膊疼痛，不肿，日久不能动转之症，经验。

党参三钱　黄芪二钱，蜜炙　归身三钱，酒洗　白芍二钱，酒炒　川芎一钱五分　荆穗一钱五分，炒黑　木瓜二钱　桂枝一钱五分　木通二钱　陈皮一钱　炙甘草一钱五分

水三钟，木瓜酒一钟，煎出温服。

此年老之人血虚气滞，火客膀臂，不能荣养筋骨之作痛也。《经》云：血脱者益其气，血随气行。故用党参、黄芪补气助阳，归身养血拈痛，荣养筋骨而同黄芪为补血汤，治一切血虚之症。白芍和肝养血而止痛。川芎通行血脉，能去血中气滞，气中血滞。荆穗入经络而疏血分之滞，木瓜舒筋而通滞，桂枝横行手臂而疏通经脉，木通通利九窍血脉关节而去拘痛。陈皮理气调中，佐气药而助气，佐血药而补血。炙甘草和中同参芪而益气，木瓜酒行气和血而疏通气血之滞也。

越鞠调气汤此予治一邻妇胃脘刺痛，直声喊叫，症势危急之方也。此汤服头煎而痛减，尽剂而全愈。

治胃脘刺痛难当，直声喊叫，胸膈痞满，饮食呕吐，气不升降，时作呃忒①之症，经验。

柴胡二钱，醋炒　白芍二钱，酒炒　抚芎②一钱五分　枳壳二钱，麸炒　厚朴二钱，姜炒　乌药二钱　青皮二钱　香附二钱，醋制　紫苏一钱五分　木香一钱五分　甘草一钱

引加生姜一大片，煎服。

木不克土则胃不作痛，即寒热凝结而作痛，其痛微缓，亦不似此症之疼痛难忍，直声喊叫也。而肝木之冲逆由于七情之气郁，郁久则肝火盛而攻冲为患也。柴胡泻肝火而调气散结。白芍和肝泻木，缓中止痛。抚芎助清阳而

---

① 呃忒：呃逆。
② 抚芎：川芎。

开诸郁。枳壳、厚朴开胸利膈，下气破滞。乌药、青皮快气解痛，伐肝开郁。香附解气郁而止胸膈之痛。紫苏通心利肺，散逆气而止痛。木香能升降诸气于土中，泻木而和脾安胃。甘草缓中止痛，生姜散逆气而和胃也。肝和郁解则痛自止矣。

补中舒气汤 此予治一贵府夫人中脘刺痛，眩晕瘛疭之方也。初用疏肝理气之剂数帖而症益剧，急切无法，又难推却，因思其人体弱脉微，不拘于痛无补法之说，仅凭其脉候，加用人参一钱五分，遂痛止而愈。

治两胁胀满，胃脘刺痛，直冲胸膈，喘逆气急，呕吐反胃，饮食不下，有时眩晕瘛疭即抽搐也，不省人事之症，经验。此症忌气恼而最忌抽搐，消耗正气，少迟则气脱也。

人参一钱五分　当归二钱，酒洗　白芍二钱，酒洗　乌药一钱五分　陈皮一钱　木香一钱　香附一钱五分，醋制　柴胡二钱，醋炒　紫苏一钱　枳壳一钱五分，麸炒　木瓜二钱　桔梗二钱　茯苓二钱　甘草一钱五分，炙

引加生姜一大片，煎服。

夫人质体素弱而肝经血虚，因触怒而动肝火，故胁间攻冲作痛，肝火生风而眩晕抽搐之症作焉。饮食呕吐者，木邪克土也。邪气盛而正气不敌，故用人参扶正气而定中州，协和乌药、木香诸味而止痛。当归、白芍养血和肝而益脾阴，乌药、陈皮疏胸腹邪逆之气而治血凝气滞。木香、香附通行十二经八脉气分，止呕吐反胃而止诸痛。柴

胡、紫苏清肝火疏逆气而止抽搐，枳壳宽胸利膈而下气。木瓜能于土中泻木，舒筋而止抽搐。桔梗开提气血而利窍，茯苓走气分而行水，炙甘草缓中而止痛，生姜佐气分药味散逆气而止痛也。

开结破滞汤此予治何公尊人①胸腹满痛之方也。初因食后触怒，胸膈痞满，时作呃忒，后至胀痛，满腹俱痛，气不升降，大小便秘，予立此汤，服一剂大小便见而痛减，二剂而愈。

治食后触怒，气塞中州，胸膈痞满，时作呃忒，胃脘疼痛，呕吐不食，满腹刺痛，气不升降，大小便秘，手足厥冷，危急之症，经验。此症最忌大小便秘，失治则气闭而绝矣。

柴胡二钱　白芍二钱，炒　乌药二钱　青皮二钱　木香一钱五分　酒军二钱　枳实二钱，麸炒　厚朴二钱，姜炒　大腹皮一钱五分　赤苓二钱　泽泻一钱五分　当归二钱，酒洗　甘草一钱五分

引加生姜一大片，煎服。

《经》云：肝者，将军之官，谋虑出焉。食后触怒冲肝，肝气盛而侮脾土，故胃脘攻冲作痛也。上气膹郁，胸膈痞塞，故呕逆不食也。清阳不升，浊气不降，故大小便秘也。手足厥冷者，气闭也。柴胡升清阳而泻肝火，白芍和肝而于土中泻木，乌药、青皮快气止痛而破下焦之痼结。木香行气止呕，疏通经脉而散痛。大黄、枳实、厚朴

---

① 尊人：对他人或自己父母的敬称，或泛指长辈。

乃小承气汤，泻痞散满，推食积而下燥结，有推墙倒壁之功。大腹皮消胀破结而行水，赤苓、泽泻行水利小便而泻膀胱之热结，当归濡血以制气药之燥烈，甘草缓中止痛，生姜散满而消痛也。气行积下则结散郁开而诸症平矣。

导滞解痛汤此予在沈阳治驿站监督和公胃痛之方也。和公年逾六旬，素日口馋贪食，而过多则胃间结痛，以致面色青黑，痛至欲死，饮食不下，脉闭肢凉，予与江医士商酌立此汤，服一剂而痛减，至三剂而愈。

治胃间积滞停寒，痞满结痛欲死，不可着手，二便不通，有时微泄溏汁，饮食不下，脉闭肢凉之症，经验。

丁香五分　干姜一钱五分　木香一钱二分　青皮一钱五分　肉豆蔻一钱五分，煨熟　枳实二钱，麸炒　厚朴二钱，姜炒　神曲三钱，炒　香附二钱，醋制　苍术一钱五分，泔浸　当归二钱，酒洗

引加生姜一大片，煎服。

此胃间积滞食寒之胃痛也。食滞肠胃，加以寒客中脘，上焦不行，下脘不通，故结痛欲死。经络有阻，气不升降，故脉闭而四肢厥凉也。寒结者宜通，故用丁香辛温纯阳之味温胃，能开通胃间积寒结痛，干姜辛苦，大热暖胃，能除胃冷而守中，且通四肢关节，木香、青皮疏滞气而开结痛。肉豆蔻暖胃下气，调中逐冷，治积冷心腹胀痛。内实者宜下，故用枳实、厚朴泻胀满而攻积滞。神曲消食化积。香附行气止痛，能通三焦解六郁，苍术除湿强脾，能升发胃中阳气，同香附能升降诸气。加当归者，润

以和其血。生姜散寒而疏逆气。寒散滞化痛自解也。

疏经定痛汤此予治一苏拉①之弟腹痛牵引少腹胀痛之方也。诊视其脉，左手三部俱闭，手足厥冷，遂立此汤，服头煎脉出而见小便，尽剂而见大便，痛止后服宽胸理气药数剂而愈。

治寒热不均，饮食不调，阴阳否隔，气结经闭，满腹绞痛，牵引少腹胀痛，内热作渴，饮水呕吐，脉闭气促，大小便秘，四肢厥冷，病势危急之症，经验。

沉香一钱，捣碎　乌药二钱　青皮一钱五分　吴茱萸一钱，盐汤泡　川楝子一钱五分，酒蒸　大腹皮一钱五分　枳壳二钱，麸炒　厚朴一钱五分，姜炒　木通二钱　赤苓二钱　泽泻一钱五分　甘草一钱五分

引加生姜一大片，煎服。

阴阳不和，故腹内作痛。寒热凝结，故上而胃热口渴，下而少腹寒胀痛。又膀胱气不能化，故蓄水而小便秘也。胃间停水，故饮水而吐也。大便秘而手足冷者，乃气结经闭也。沉香理气调中，升降诸气而能化滞破结。乌药、青皮散膀胱冷气，解下焦结滞而止痛。吴茱萸辛热入肝肾气分，燥湿而逐寒，且能引热下行。川楝子导小肠之热由小便下行，大腹皮消胀满而行水，枳壳、厚朴散痞满而利胸膈之气逆，木通行水而疏经络，赤苓、泽泻行水而利小便，甘草缓中散满而止呕逆。生姜散寒下气，佐气药而疏经止痛也。经通气行则结散滞开而痛止矣。

① 苏拉：清代内廷机构中担任勤务的人。

活血散瘀汤此予治汉军武生员张姓肋痛之方也。初伊因练武拉硬弓弩伤左肋，疼痛日夜不休，后至面色黄瘦，医治数月未愈，予立此汤，加减服四剂而愈。

治掇重移沉，勉强用力，致内努①伤，淤血留滞肋间作痛，牵连胁下，日夜疼痛，痛无休息，面色痿黄，形体消瘦之症，经验。

柴胡二钱，醋炒　全当归二钱，酒洗　赤芍二钱　桃仁十粒，去皮尖，研　红花一钱　大黄三钱，酒浸　花粉二钱　穿山甲一钱五分，醋炙　木香一钱　甘草一钱五分

水二钟，木瓜酒一钟，煎出热服。

肝胆之经行于胁下，肝主血，故以柴胡引用为君。全当归、赤芍活血而行血脉。桃仁、红花破积血而生新血，活血而消淤血。大黄走而不守，涤荡败血而推陈致新。花粉通经消肿而止痛。穿山甲善窜，专能行散而通经络达病所。木香行气开滞而消痛，甘草缓急止痛，木瓜酒行气和血也。瘀散血活痛自去矣。

清肝顺气汤此予治樊婆胁痛牵引满胸痞痛之方也。初痛时便服木香分气之剂未愈，反作头痛吐逆，大便溏泄之症，予处此方，服一剂痛减泄止，又连服四剂，诸症悉退而愈。

治忧悒伤肝，左胁作痛，牵引胸膈，满腹绞痛，痞塞瘤结，气不升降，饮食呕吐，头痛目胀，寒热往来，小水短涩，大便溏泄之症，经验。忌气恼忧思之事。

---

①　努，原作"弩"，据文义改。

柴胡二钱，醋炒　白芍三钱，酒炒　乌药二钱　青皮一钱五分　香附一钱五分，醋制　木香一钱　沉香八分，捣碎　枳壳二钱，麸炒　厚朴一钱五分，姜炒　木通二钱　猪苓二钱　泽泻一钱五分　当归二钱，酒洗　甘草一钱五分，炙

引加生姜一大片，煎服。

忧悒伤肝，肝郁气滞，胁为肝部，故作痛也。中州气乱，故满腹绞痛也。肝木克土，故饮食吐逆而大便溏泄也。头痛目胀，寒热往来者，由肝火攻冲而少阳胆经之症也。柴胡、白芍泻肝火而和肝，且于土中泻木而益脾阴。乌药、青皮快气解痛而疏下焦肝气之凝结，香附疏通经脉而散郁结，木香顺气开郁。沉香开通上下之气，能升降诸气之膹郁。枳壳、厚朴开胸利膈而消痞散满，木通通经络而行水，猪苓、泽泻利小便而泻膀胱之热由溺而解。诸味皆气分药，用当归以濡血拈痛，炙甘草缓中定痛而益脾，生姜止呕逆而定痛也。

祛寒利湿汤此余公治予腰痛之方也。予忽作腰痛，初而坐立行走觉痛，后至寝卧俯仰俱痛，脊骨似折不能转侧，痛苦之至。屡服杜仲、牛膝属治腰痛之剂毫无见效，遂延余公诊视。脉上见肾湿之候，问予因何致肾受湿，予方悟近日过饮绍兴酒之故。因立此汤，服头煎夜间痛少瘥，二剂而愈。

治肾经虚冷加以过饮黄酒，湿着腰肾，腰痛似折，痛楚难当之症，经验。

附子一钱，炮　苍术二钱，泔浸　羌活二钱　荜澄茄一钱五分　茯苓二钱　泽泻二钱　当归二钱，酒洗　杜仲二钱，姜

炒　牛膝二钱，酒蒸　防己一钱五分

引加生姜一大片，猪腰子一个，煎出微冷服。

此肾经虚冷夹湿之腰痛也。酒能和血行气，过饮无度则生湿热，肾主水，湿性下流，必合于其所合而归于坎势也，腰为肾府，冷湿之邪着而不移，故腰冷而痛也。附子大热纯阳，能引温暖之药直达下焦，以祛在里之寒湿。苍术辛温雄壮，健脾燥湿。羌活能透关节，祛风散湿。荜澄茄除湿开滞。血壅不流则为痛，当归辛温发解而养血拈痛。杜仲、牛膝壮腰肾强筋骨而益下焦。防己大辛苦寒行经络而泻湿。茯苓、泽泻行水而利小便，能驱湿邪从溺而出。猪腰子补腰肾而取腰以达腰之意，生姜散寒行湿。冷服者湿寒在下，热饮则拒格不纳，《经》所谓热因寒用也。

疏风胜湿汤此予治一霍姓腰痛之方也。初伊冬令从外省来京，一路触冒风寒，劳顿过饮，偶作腰痛似折，不能俯仰，延予诊视，遂立此汤，服一剂痛少减，四剂而愈。

治触冒风寒，鞍马劳顿，过饮黄酒，以致风湿客于腰肾，腰痛似折，不能俯仰之症，经验。

羌活二钱　防风一钱五分　秦艽一钱五分　苍术二钱，泔浸　杜仲二钱，姜炒　续断二钱，酒浸　牛膝二钱，酒蒸　茯苓二钱　泽泻二钱　青皮一钱五分　甘草一钱五分　当归二钱，酒浸

引加生姜一大片，煎服。

此风湿客于腰肾之腰痛也。羌活入足太阳经，透关节而祛风湿。防风为风药卒徒，随所引而无不至，除风胜

湿。秦艽入足阳明经，祛一身之风湿。苍术入足太阴经，透关节，益脾散湿。杜仲壮腰肾，续断强筋骨。牛膝治腰膝骨痛，引诸药下行而达腰肾。茯苓、泽泻行水利湿而引风湿由溺而泄。青皮伐肝邪，解下焦之郁结而开痛。甘草缓中，同风药而散湿。当归润血，除血分壅滞而拈痛。生姜散寒开滞而去腰痛也。

加味潜行汤此予治一阁学腰痛之方也。阁学偶患腰痛，服祛湿定痛之剂而痛益剧，下连及胯，动履维艰，延予诊视，脉见左关沉实，两尺浮数，遂疏是汤，服一剂而痛微止，后加减服数剂而全愈。

治肾水素亏，阴火猖獗，肝阳独亢，邪火击抟而腰胯疼痛，动履维艰之症，经验。忌服逐寒燥湿之剂。

黄柏一钱，盐水炒　知母一钱，盐水炒　元参二钱，盐水炒
茯苓二钱　泽泻一钱五分　羚羊角二钱，镑　青皮一钱五分
木瓜二钱　续断三钱，酒浸　牛膝二钱，酒蒸

不加引，煎服。

《经》云：腰者肾之府，转移不能，肾将惫矣。夫腰痛之症，旧有五辨：一曰阳虚不足，少阴肾衰；二曰风痹风寒，湿着腰痛；三曰劳役伤肾；四曰坠堕损伤；五曰寝卧湿地。治法阳虚不足者，则益火之本；阴虚水亏者，则壮水之源；风寒着湿者，则用祛风逐寒胜湿之剂；劳役伤肾者，以先天后天同治脾肾兼补也；坠堕损伤者，或通瘀或补损；寝卧受湿者，则有寒湿、湿热、湿风之流经入络，当以治湿为主而佐温、佐清、佐散而已。今脉见肝阳独亢，肾水偏亏之候，故用黄柏泻膀胱相火而补肾水不足，

入肾经血分。知母上清肺金而降火，下润肾燥而滋阴，入肾经气分。二药相须，为补阴制阳之良剂。元参色黑入肾，能益水而治真阴之失守，散无根浮游之火。茯苓、泽泻渗膀胱之湿热，湿热退则腰痛止也。羚羊角清肝热而舒筋止痛。青皮色青气烈，破滞而解肝气之郁积。木瓜伐肝舒筋，治腰足之无力。续断补肾而宣通血脉，理筋骨而治腰痛。牛膝益肝肾强筋骨而治腰膝骨痛，且能引诸药下行而达于腰肾也。木得水滋而火退，阴阳适合无偏胜，则络脉流通而腰痛自止矣。

壮水理腰汤此予治二奶公腰痛牵引睾丸挈痛之方也。初伊腰痛自述着寒而起，医家便用胡卢巴、干姜之属热剂，服未尽剂而痛益增，并牵引睾丸外肾挈痛，不能动移。予往视之，哀号不绝，仍告以痛因着寒而起，盖以夜间有房事耳。诊视其脉，两寸微闭，左关洪而有力，两尺俱沉数而动。予思寸闭者乃痛甚而气阻也，肝脉洪而有力而腰痛，主肝经邪火击抟也。两尺沉数者，为肾间有积热。动脉主痛，一无寒象，遂放胆用此壮水滋肾之剂。服头煎痛止，尽剂能行，又一剂前症悉除而愈。

治肝经热邪下流克肾，阳光激烈，着腰作痛，牵引睾丸外肾，挈痛不能转侧，痛苦难当之症，经验。忌服附子热药，若误阴寒之症治之则危也。

熟地三钱　黄柏一钱，盐水炒　丹皮二钱　茯苓二钱　泽泻二钱　当归二钱，酒洗　白芍二钱，微炒　乌药一钱五分　青皮一钱五分　续断二钱，酒浸　牛膝二钱，酒蒸　川楝子一钱，酒蒸引加猪腰子一块，煎服。

腰为肾府，肾与膀胱为表里，在外为太阳，在内属少阴，又为冲任督带之要会，故腰痛一症以肾为主病也。其因则有内外阳虚肾衰，风寒温劳役及热之不同，未可概目为寒虚而治也。肝热下注，肾水受煎，故用熟地、黄柏壮肾水以制火，丹皮泻相火而散肝，茯苓、泽泻渗膀胱之湿热从溺而解。当归、白芍为肝经之主药，和肝而去腰痛。乌药上入脾肺，下通肾经，顺一切邪逆之气而解腰痛。青皮伐肝，而去肝经结滞之邪热。续断、牛膝通血脉，理筋骨，益下焦，而治腰痛。川楝子入肝舒筋，导小肠、膀胱之热而通利小便。猪腰子腰以及腰，引诸药而入腰肾之义也。水壮火退，气舒痛解，病自愈矣。

和肝补中汤此予治家母胁痛胸痞之方也。家母偶患胁痛，胸膈痞满，不思饮食，嗜卧懒动，面色萎黄，气虚少神。诊得左关脉沉结，右关脉缓涩，审是伤肝妨胃之症，遂疏是汤，服二剂而痛止痞散，又去柴胡加党参、黄芪服二剂，前症悉除而愈矣。

治年高之人悒郁伤肝，两胁胀痛，肝邪犯胃，不思饮食，气不舒畅，胸膈痞满，嗜卧懒动，面色萎黄，神气羸败之症，经验。

熟地三钱　归身二钱，酒洗　白芍三钱，酒洗　柴胡一钱五分，醋炒　乌药一钱五分　木香一钱，块　陈皮一钱　枳壳二钱，麸炒　白术二钱，泔浸　缩砂一钱，炒研　甘草一钱，蜜炙

引加生姜一大片，煎服。

肝为将军之官，谋虑出焉。年高之人，气血已衰，偶值拂性之事，隐怒蓄郁，肝络凝瘀则肝脉下陷，胁为肝部，故胀痛也。肝邪犯胃，故懊憹不思饮食也。气逆填胸故胸膈痞满也。脾主四肢，脾气郁勃，故嗜卧懒动，面色萎黄也。痛则伤气，气馁故神不足也。熟地益阴滋水以补肝，归、芍养血安脾而和肝，柴胡疏肝气而平肝热。乌药顺气解痛，能疏胸腹邪逆之气。木香能升降诸气，疏肝和脾。陈皮调中快膈，凡补药、涩药必佐之以利气。枳壳开胸利膈，消痞散满。白术补中益脾，能令人进饮食，用泔浸者，藉谷气以和脾也。缩砂快气调中而能纳气归元，炙甘草补脾缓痛，生姜调中畅胃而散逆气。肝和则胁痛止而胸痞消，脾健则饮食进而神气壮，病自愈矣。

化滞消痰汤此予治一富翁之女痰壅肩痛之方也。女素日膏粱厚味且饮黄酒，偶觉肩背痠痛，痰饮壅盛，咳嗽气促，呕逆恶心。诊其脉，两关俱沉实而滑，遂立此汤，服初剂而胸膈微畅，痰不上壅，又二剂肩痛诸症悉除而愈。

治素食膏粱厚味，恣饮黄酒，脾虚不能运化，胃停酒食，积滞湿热，生痰以致痰饮壅盛，咳嗽气促，呕逆恶心，气不舒畅，胸膈实满，肩背痠痛之症，经验。

神曲三钱，炒　谷芽三钱，炒　莱菔子一钱五分　半夏曲二钱　陈皮二钱　黄连一钱，姜炒，捣碎　枳实二钱，麸炒　厚朴一钱五分，姜炒　香附一钱五分，姜制　白术一钱五分，土炒　茯苓二钱　甘草一钱，蜜炙

引加生姜一大片，煎服。

脾胃者仓廪之官，富厚之家，自奉安逸，体无劳动，过食膏粱厚味而脾虚不能运化，加以饮酒，酒性湿热，停于中脘，积滞不消，湿热生痰而痰壅气促，呕逆实满之症作焉。脾主四肢，脾滞而气不下，故上行攻其肩背而作瘆痛也。方中用神曲、谷芽化水谷，消酒食陈腐之积。莱菔子利气宽胸，定痰喘咳嗽。半夏曲、陈皮燥湿痰，利滞气。黄连泻热开郁为消痞之君药，枳壳、厚朴泻胃中痞闷而散湿满，香附快三焦之气而行痰，白术、炙甘草补脾胃之元气而除胃中之湿热。茯苓淡渗，除湿益脾，指迷茯苓丸用半夏曲、茯苓、枳壳、风化硝、姜汁糊丸，治痰停中脘，两臂疼痛殊验。生姜除呕散逆。消陈可以致新，利气而能行痰，则气壅解而肩背瘆痛止矣。

代赭旋覆汤 此予治一贵府夫人胸骨疼痛连及胃脘逆乱早间所服之方也。夫人二年前曾患胸膈胃脘疼痛之症，予立补中舒气之剂服之而愈。忽又作胸膈胃脘疼痛之症，予初用瓜蒌薤白酒汤不效，继用和肝定痛之剂，胸骨支痛益甚，反增胃间闹痛，饮食下咽即吐，并头痛沉昏及腰腿筋骨俱痛难当，若是者已两日夜矣。予茫然无策又不敢推却，再四思维。夫人两关郁闭固为中州之症，而两尺沉伏又属下焦之因，因忆及冲脉之为病，痛由腿腰而犯胃攻胸，上及巅顶，遂疏是汤，请于早间服之，又立一导气归元之剂，请于晚间服之，连服二剂，前症悉除而愈。

此先圣仲景治伤寒发汗，若吐若下，解后心下痞鞭，噫气不除之方也。今借用以治胸膈支痛，胃脘逆乱，虚气上冲，饮食下咽即吐之症，经验。

旋覆花一钱五分，另用绢包　代赭石二钱，煅　人参一钱　半夏一钱五分，姜制　甘草一钱五分

引加生姜一大片，大枣二枚，煎出早间服。

导气归元汤

治肾经虚惫，血海亏损，冲脉上逆，胃脘逆乱，食入即吐，胸膈胀痛，气不能降，头痛昏沉及腰腿痠痛，步履维艰而时觉气从丹田上冲作痛之症，经验。此症甚厉，不得稽迟时日也。愈后须静摄节劳以保养肾真，宽和戒嗔以培补肝血，否则下元益损，肝血益亏至不治之症也。

熟地三钱　肉桂一钱，捣碎　茯苓二钱　当归二钱，酒洗　白芍二钱，酒炒　续断二钱，酒浸　缩砂一钱，炒研　牛膝一钱五分，酒蒸

不加引，煎出晚间服。

夫冲脉乃胃经所管，其络上至胸膛，两尺沉伏，腰腿痠痛，病属下焦，因过劳伤肾，血海有亏，是以冲脉上逆，犯胃为呕，攻胸作痛，上升巅顶，头痛昏厥焉。医家倘误以为胃停寒热及水积气逆，徒以乌、木、青、沉、五灵脂、丁香之属治之，非惟不效，反耗正气，故先用代赭旋覆之剂以固胃气而软痞鞕，镇虚逆而止反胃，继用导气归元之剂补养血海而引冲脉之气下行归元，使不上逆为患，此借用先圣用药之元机而令病者有回春之妙也。

消风解痛汤此予治七侄女肝热头痛之方也。伊每触悒郁则发头痛，牵掣目珠，疼痛难当，遂疏是汤，连服四剂痛止，后常服归芍

地黄丸而愈。

治膹郁伤肝，肝挟相火上逆而作头痛，牵掣目珠，疼痛难当之症，经验。忌气恼忧思。

羌活一钱五分　柴胡二钱，醋炒　川芎一钱　甘菊花一钱　熟地四钱　当归二钱，酒洗　白芍三钱，酒炒　丹皮二钱　败龟板三钱，酥炙　黄芩二钱，酒炒　甘草一钱，蜜炙

引加木瓜一钱，煎服。

头为六阳之会，其象为天，乃清空之位也。风寒湿热干之，则浊阴上壅而作实矣。夫人心不畅，悒郁伤肝，肝风内作，挟相火上逆而头痛，目为肝窍，故牵掣而痛也。羌活入足太阳，兼入足少阴、厥阴气分，泻肝气而搜肝风。柴胡入足少阳、足厥阴气分，清肝火而发表邪。川芎上行头目，下行血海，散诸郁而止头痛。菊花得金水之精居多，能益金水二脏以制火而平木。熟地滋肾水，补真阴，木得水养则火自散，故熟地为补肝之味也。归、芍补血而益冲脉，敛阴而泻肝火。丹皮入足厥阴，散肝而泄相火。龟阴类能通任脉，其甲即龟板也，能补肾补血以养阴。黄芩泻肺火而治上焦之热，炙甘草补中泻火，木瓜伐肝泻木。盖郁解肝和则风火退而头痛止也。

双补拈痛汤此予治吏部傅吏头痛之方也。伊头痛数月，问其痛在何处，据述自鱼尾上攻脑后至发辫，而每夜丑寅之际尤甚，日间觉空虚而恶劳动。诊其六脉俱沉缓无力，乃气血两虚之头痛也。遂疏是汤，服二剂而痛少减，约十余剂而愈。

治阴阳气虚，气血两亏，清阳不升，浊阴上壅，厥阴

风火乘虚上入巅顶，痛自鱼尾上攻脑后至发辫，星星如细筋抽引，此属血虚，至夜间丑寅之际痛甚，而日间觉空虚短神且恶劳动，又为气虚头痛之症，经验。失治则成头风不治之症也。

人参一钱，去芦。如无人参以党参三钱代之　黄芪二钱，蜜炙　陈皮一钱　甘草一钱五分，蜜炙　生地三钱　归身三钱，酒洗　白芍三钱，酒炒　川芎一钱　甘菊花一钱　桂枝七分　柴胡一钱五分

引加生姜一片，大枣二枚，煎服。

头为诸阳之会，与厥阴肝脉会于巅，诸阴寒邪不能上逆，惟阳气窒塞浊邪得以上据，因而厥阴风火逆上作痛，此乃头痛之总论也。至若气血两亏，清阳不升，浊阴上壅，风火乘虚上入巅顶而作头痛者，治宜补气养血之剂，少佐疏肝祛风之味为要焉。故用人参、黄芪补阳虚气弱，陈皮理气散逆，炙甘草益元气而资脾胃，生地滋阴生血，归身、白芍补阴虚血弱。川芎补肝虚而上行头目，同菊花祛风除热而去头痛。桂枝疏经通脉，搜风而治头痛。柴胡引清气上行而平少阳、厥阴之邪热。姜辛散，枣甘温，藉以调和营卫也。阴阳气畅，气血得资则浊邪下降，风火潜消，不致攻冲为患，而头痛自止矣。

补阴荣筋汤此予治□中堂脚痛之方也。□中堂素有脚痛之症，数年以来，随治随安。□□夏四月，脚痛复发，医家概以参、茸、故纸之属峻补元阳之味治之而痛增剧，上至膝间，痛苦难当。闻予少知医理，传至园中，势难推却，敬诊脉息，得左关肝脉洪大顶指，而左

尺肾脉沉微不振，余俱微洪，审是水亏木亢，邪火下流而膝足作痛之症，不然何敢孟浪施治。遂立此汤，□中堂亦信而不疑，服头煎而痛少止，连服数剂后，去青皮、黄柏、羚羊角，改用续断、枸杞、天冬、五味之属，月余而安。

治五心烦热，两足作痛，牵掣足心、足跟，上至两膝，疼痛难忍，内热火盛，大便燥结，此谓筋痹之症，经验。失治则成痿也。

大生地三钱　熟地三钱　黄柏一钱五分，盐水炒　当归二钱，酒洗　白芍三钱，酒炒　羚羊角三钱，镑　木瓜三钱　青皮一钱五分　牛膝一钱五分，酒蒸

不加引，煎服。

夫人之两膝、足心、足跟皆属肾部，阴血耗损，肾水亏竭，不能荣养肝木，肝火炽盛，邪热下流而膝足作痛焉。肝统血而主筋，痛而肌肉不肿，知其患在筋骨也。又肾水衰竭，火寡于畏而邪金，肺热气无所摄而侮脾，以致邪火旁流，或膝足作痛，或手腕肿痛，五心发热，大便燥结而成筋痹之症也。治宜补水清肝，泻热舒筋。故用生、熟二地黄以滋肾水而补真阴且凉血而退内热，黄柏坚肾润燥而补肾水之不足，当归、白芍养血和肝且拈痛而益阴。羚羊角入足厥阴，肝主风，其合在筋，能祛风舒筋，为治火灼筋痛之要药。木瓜疏滞气而舒筋，青皮伐肝而开结痛，牛膝治腰膝骨痛足痿筋挛且能引诸药下行。木得水养则火泄，筋无火克则痛止，此病在筋，邪流于阴之治法也。

妇人类

妇人之病与男子无异而施治之法亦同。惟妇人属阴，以血为主，是以女科治法首重调经焉。上应于月，其行有常，故名曰经，又名曰月信。经为气之配，因气而行经。行成块者气之凝也，将行而先作痛者气之滞也，宜四物加桃仁、红花、香附、延胡索、益母草、泽兰叶，少佐肉桂以解凝破滞。经行后而作痛者气血俱虚也，色淡而少者亦虚也，宜四物去川芎加人参、黄芪，少佐泽兰叶以益气补血。错经妄行及出于口鼻者气之乱也，宜四物去川芎加犀角、炒荆穗、阿胶、侧柏叶、枇杷叶、丹皮滋阴止血以抑阳火之上逆而引血归经。经色紫者气之热，黑则热之甚也，宜四物去川芎加黄芩、黄连、知母、栀子、丹皮。惟脉迟恶寒而色淡者为寒，宜四物加附子、肉桂、干姜之属以壮火温经而助元阳。然世之妇人经寒者少，倘误以经色黑及腹痛成块者指为寒凝而用温热之味，则为祸不浅也。盖热甚则兼水化，故经热则色紫，热甚则色黑也。又经者，常也，按月不愆其期。《经》云：太冲脉盛，月事以时下。太冲，血海也，言血海脉壮则经按期而行也。如经之行先期而至者为虚中有热，宜缩经汤，生地、归、芍、酒炒知柏、条芩①、阿胶、香附、甘草。后期而至者为虚中有寒或有滞也，宜赶经汤，全当归、川芎、熟地、香附、桃仁、红花、莪术、木通、肉桂、炙甘草。若素脾虚

① 条芩：子芩，为黄芩之新根。

乃血不生也，又当加人参、白术，易归身，去桃仁、红花、莪术、肉桂。妇人经停三月，脉洪大，减食或食入多吐为怀妊，无他症者，不必服药。其经停数月，胸胀咳逆或腹中隐痛，不见妊娠之脉者，非干血痨。盖妇人善怒，情怀不适，忧悒伤肝，肝郁气滞，血阻不行也，宜逍遥散去白术加泽兰叶、延胡索、牡丹皮、益母草、香附、枳壳以舒郁开滞，行气通经，经行则病自愈。至若悒郁日久，时见咳嗽，午后颧热，懒食多卧，月经不至者，乃干血痨之因。苟以逍遥散加养阴舒经之味，大剂服之，庶可挽回。《内经》有乌鲗①丸方，妙用乌鲗骨四分，米醋炙，去甲，另研，芦茹②一分研末用，雀卵捣丸，每服三钱，药前先饮淡鲍鱼汤一小杯为导引。惟阴亏阳虚，朝寒暮热，饮食无味，夜不成眠而多盗汗，大便溏泄，六脉细数，月经不至者，乃成干血痨，为不治之症也。又妇女经行之际，或食冷饮凉，经血瘀阻，凝滞血海，耽延日久，而成癥瘕，攻冲作痛，气血消耗，月经虽至而少，宜内服丹皮散加人参助气以破癥瘕，外贴阿魏化痞膏以消之。然病即或愈，终身难保其孕育也。崩漏之症，冲任为经脉之海，若无损伤则阴阳和平，血气调适矣。劳碌过度，损伤脏腑，冲任气虚，不能约制经血。或由阴虚阳搏，为热所乘，攻伤冲任，故经暴下，甚至崩漏不止也。血色紫黑成块者，宜固经汤，龟板、白芍、阿胶、黄柏、黄芩、樗

---

① 乌鲗（zéi 贼）：乌贼。
② 芦茹：茜草。

皮、香附加生地、丹皮、栀子、炒蒲黄以滋阴清火。如身热自汗，短气倦怠懒食者，宜升阳举经汤，即补中益气汤加白芍、栀子，又加棕榈、樗皮以益气升阳，退热涩脱。淋带之症，白者属气分而兼虚兼湿兼痰，赤者属血分而兼热兼虚兼火，多由湿热流入胞中，阴虚阳竭，荣气不升，卫气下陷，滞于下焦奇经之分，因带脉而得名，故曰带。宜固下丸，樗皮、白芍、良姜、黄柏，丸服以固下敛阴而散寒湿，祛热湿。或白芷散，白芷、海螵蛸即乌鲗骨、胎发为末，酒调下以祛风湿而和血补阴，消瘀而止血。又白淫者与白带迥别，常在小便之后而来，亦不多。或因思想无穷而为白淫者，或男精不摄滑而自出也。宜人参、龙骨、牡蛎、茯神、远志、芡实、五味、建莲肉以涩精固下止脱而交心肾。妇人虽有白浊之症，其症甚少，兹不具赘。若夫怀妊，乃人生之常事，胎前以凉血顺气健脾为主。血以养胎，血热则妄行而胎不安矣。气者，肝气也，肝气横逆则胎亦上冲矣。胎蒂系于脾，脾虚则胎无所附，难免堕滑矣。宜金匮当归散，当归、川芎、白芍、黄芩、白术为末，黄酒调服。然气体怯弱者，减川芎一半，此安胎之圣药也。其余如恶阻、胎淋、胎晕、胎肿、胎悬及漏胎等症，按古人成方治之，无不效验。至若产后，先贤有言产后气血两亏当大补气血，有言防败血冲逆当攻逐恶露，二者固为产后症之宗旨。然新产妇人，血败体虚，不比常人，用药稍不投症则祸不旋踵。愚谓新产妇人，惟以返魂丹即益母草膏丸为主药，一二日内日服二三丸，用童便送下，逾二日改用黄酒送下，能安魂魄，调经络，破血痛，无往不宜。过十二日之后，须用资补之剂以补养气血，如当归羊肉汤是也，此为调剂产后之良法也。如有杂症，再议按病施治，要之据症用药，是为准则，不可以新产气血两亏而骤用补剂，亦不可逆料恶露未净而遽用攻剂也。张景岳云：产后既有表邪，不得不解，既有火邪，不得不清，既有内伤停滞，不得不开通消导，不可偏执。诚兮是言也。小产与大产无异，应一例治之。医者审症处方，庶无遗蕴矣。

解滞通经汤此予治一友人之妾气滞经闭之方也。初伊经闭四五月未行，经医诊视，有谓其怀孕者，有谓成干血痨者。延予诊视，惟左关肝脉沉结，余俱无故，又望其年少气壮，面色亦无枯消之形，问其何处痛痒，自述胁边胀痛，胃间烦闷耳。遂疏是汤，服一帖而经行，二帖前症悉除而愈矣。

治妇女肝郁气滞，经闭不通，虽月间微见，不能畅行，胁下胀痛，胃脘膨闷，饮食少进，嗜卧懒动之症，经验。忌服固涩之剂，失治则贻①结瘕聚痃癖之累也。

大生地四钱　当归二钱，酒洗　川芎一钱五分　赤芍二钱
丹皮二钱　柴胡二钱，醋炒　香附二钱，醋制　泽兰叶二钱
延胡索一钱五分　枳壳二钱，麸炒　红花五分　益母草二钱
引加黑豆二钱，煎服。

《经》云：血随气行。妇女因情志少欢，怀抱不畅则肝郁气滞，络脉间隔而血不流通，致经闭而不行也。生地

---

① 贻（yí 疑）：遗留，留下。

凉血生血，入手足少阴、厥阴及手太阳经，为血中之血药，当归养血和血，入心、肝、脾三经，为血中之气药，治妇女一切血症。川芎入厥阴心包、肝经，能行血滞于气也。赤芍泻肝火，散血痹，能行血滞也。丹皮泻血中之伏火而通经。柴胡平肝胆之邪热，宣畅气血，散结调经。香附血中气药，通行十二经八脉气分，主一切气。泽兰叶苦泻热，甘和血，辛散郁，香舒脾，通调月经，行而不峻。延胡索能行血中气滞，破气中血滞。枳壳宽中利气，红花破瘀活血。益母草去瘀生新，行血调经。引用黑豆者，以其能补肾镇心，下气活血也。肝舒气畅血行而经自通也。

通络调经汤 此予治一邻妇胸肋疼痛兼经闭之方也。问其病由，据称产后数月以来，月经或来或断，胸肋连及周身俱痛，不思饮食。诊其六脉俱细缓无力，遂用是汤，服二剂而痛少减，约八剂痛止，得进饮食，月经通调而愈。

治气亏血耗，更兼气血不和，胸肋疼痛，两胁作胀以及周身筋骨俱痛，形衰少气，不思饮食，月经间断，大便不调之症，经验。失治日久，脉见细数则难治也。

大生地三钱　当归二钱，酒洗　白芍二钱，酒炒　泽兰叶二钱　党参二钱　黄芪二钱，蜜炙　陈皮一钱五分　香附一钱五分，醋制　紫苏一钱　缩砂一钱五分，炒研　败龟板二钱，酥炙　益母草二钱　炙甘草二钱

引加生姜一大片，煎服。

夫人因悒郁劳碌，气馁不能充运，血衰不能滋荣，以致气血不和，积伤入络，流行失司而作痛，或胸肋骨痛，

或背胁连及周身掣痛，经所谓痛则不通也。痛则伤气，故形衰少气。气逆紊乱，中州虚馁，故不思饮食。气滞血阻，故月经间断。肝脾不调，故大便溏泄也。治宜养气补血而兼寓通于补，自臻①效验也。方中用生地、归、芍生血补血，和肝以养荣。参、芪、炙甘草益气补气，建中以固卫。陈皮理气和血而调停气血，宣通脉络。泽兰叶通九窍，利关节，养血气，调月经，为女科之圣药。香附通行经脉，解郁调经而止诸痛。紫苏宽中行气，散逆止痛。缩砂和胃醒脾，快气调中，且能引诸药归宿丹田。龟板治劳热骨蒸，补阴血之不足，败龟者，自死之龟也，得阴气尤全。益母草去瘀生新，行血调经，乃经产之妙品。生姜调中畅胃而散逆气。气畅经行，络通痛止，则诸症悉除矣。

---

① 臻（zhēn 真）：达到。

校注后记

一、作者生平考

《鲁峰医案》，作者鲁峰，字观岱，生平事迹不详。笔者查阅《中国医学人名志》《中医人名辞典》《中国人名大辞典》《中国历代名人大辞典》《清人室名别称字号索引》《历代名人室名别号辞典》及道光《承德府志》等书籍，均未获得作者的相关信息，只得通过其著作《鲁峰医案》所及内容作相应的推断。

1. 习医动机

据书中自序，鲁峰于乾隆甲申年（1764）因患喉痛延医百端治疗未瘥，得张公六味地黄汤大剂加减八帖而痊愈，心生钦佩，遂执弟子礼而师事之。张公虽是一介武生，于医理、病症、脉候、药味均有心得，本仲景者为多。鲁峰受张公影响遵用仲景之方每多奇验，且不拘泥于经方，锐志研求，广览群书，详参药性，由是二十余载，于乾隆五十二年（1787）著成《鲁峰医案》。《鲁峰医案》是作者二十余年临床经验的积累，如鲁氏本人所言"何敢架空立议，假症拟方"，因而是一部具有较高临床参考价值的医案著作。

2. 行医时间跨度及地域

材料所限，鲁氏行医时间的跨度，仅由序言及正文出现的时间来进行推断。序言中鲁峰于乾隆甲申年（1764）开始习医，于乾隆五十二年（1787）著成《鲁峰医案》，行医时间跨度达 24 年。正文当中亦有 3 次时间记载，均在乾隆乙巳年，即公元 1785 年，亦在序言所言范围之内。由此推断鲁氏行医的时间跨度为 24 年（1764～1787）。

鲁氏行医的地域诸多，书中明确说明地点的医案有 14 个，去除重复，不分地域包含关系所得结果分别是：香山、滦阳、淑春园、热河、东城、灯笼胡同、京城、沈阳 8 个地点，其中在热河的医案 4 个，在京城的有伊犁回京、福建来京、外省来京 3 个，沈阳 2 个。据此可以推断鲁氏行医的地域大概在乾隆时期的直隶、盛京两地，即今北京市、河北省、辽宁省所属范围内。

3. 患者群体

《鲁峰医案》中明确患者身份的医案共 77 例，患者群体类型分散，既有达官贵人，亦有普通大众，附近的亲戚朋友、商人仆佣偶有疾患，也会延请救治，可见鲁氏应是当时小有名气的大夫。

二、版本考证

版本考证方面，笔者检索《中国中医古籍总目》《中国医籍大辞典》《中国古医籍书目提要》《全国中医图书联合目录》等书，该书目前仅存手抄孤本，藏于山东省图书馆。2009 年科技部基础性工作专项——"中医药古籍与方志的文献整理"文献调查所得结果亦同于上者[1]。另查阅《历代史志书目著录医籍汇考》、道光《承德府志》

---

① 李鸿涛，薛清录，裘俭.《鲁峰医案》文献考察和学术特色浅析［J］中医文献杂志，2011，3：4～6.

等相关书籍均未见著录《鲁峰医案》。笔者前往山东省图书馆，所得该书版本情况如下：

项目	单元	版本 1	版本 2	版本 3
初始信息	收藏单位	山东省图书馆		
	索书号	5.439		
分类	四部分类	子/医家		
	医籍分类	医案		
书名著者	书名	鲁峰医案		
	卷数	不分卷，三册		
	朝代/国别	清		
	著者名称	鲁峰		
	著作方式	著		
	存卷数			
	存卷次			
	补配情况			
	所属丛书			
版本	版本时代	清		
	出版者名称			
	出版地			
	版本类型	抄本		
	藏版			
	牌记位置			
	牌记内容			

项目	单元	版本 1	版本 2	版本 3
版式	版框	17.8cm×11.3cm		
	分栏	无		
	半叶行数	八行		
	每行字数	十九字		
	双行小字字数	十八字		
	书口	白口		
	边栏	四周双边，文武边，外粗里细		
	鱼尾	单鱼尾，上鱼尾		
	版心内容	无		
	有无书耳	无		
装帧	装帧形式	线装		
	开本	23.3cm×13.8cm		
	册件数及单位	3 册		
	册件数说明	1 函		
其他	题跋附注	无		
	刻工附注			
	钤印附注	山东省图书馆珍藏之印		

三、学术思想

《鲁峰医案》是一部理论阐述与临床实践相结合的医案著作。全书 3 册，不分卷，成书于清乾隆五十二年（1787），该书按疾病名称或疾病科属划为虚损、伤寒、瘟疫、诸痛、妇人 5 类，首述每类治病总要，后列鲁氏临床经验方名，每方配以相应医案，案后论述方药组成、剂量、煎服法、禁忌、用药思路等，总计记载方剂 82 首，医案 78 则，形成了"病－方－案－论"的编撰体例。思路清晰，条理分明，结合自身临床经验，论方析药朴实而切用，阐发医理简练而明晰，具有较高的临床参考价值。现概括其学术思想如下。

1. 论虚损，以脏腑气血阴阳为纲

鲁氏认为"虚者气血之虚，损者脏腑之损"，论述了五脏损伤及气血阴阳虚弱的症状、原因及施治原则。提出了治疗虚损的大纲，应当明确病变脏腑，分别气血阴阳，认为"此虚损之大概，施治之法，不可紊也"。例如张师清音化痰汤治鲁氏本人咽痛失音案，鲁氏分析病因为肝火炽盛，肾水亏竭，水不制火，阴火上冲，火灼津液而成痰。故用生地、熟地、元参、枸杞、女贞、丹皮、山药滋益肝肾，壮水制火，天冬、麦冬消痰止嗽，清喉发音。因而达到"阴生水足则火降而痰化，喉痛消而音出"的治疗效果。

2. 治伤寒，以仲景六经辨证为本

鲁氏每遇伤寒诸症，谨遵仲景之法，可贵之处在于，师其法却不泥其方。伤寒类下列方 16 首，用仲景原方者仅 3 首，其他均系鲁氏结合先贤及个人临证经验所拟。提出"阳症多得之风寒暑湿，邪生于太阳也；阴症多得之饮食起居七情，邪生于少阴也"，并认为"此伤寒、伤风之大端"。例如鲁氏表里双解汤治一成衣外感风寒案，认为其属"外感风寒太阳表症未清，传入阳明，里症又作之病"。头痛背麻发热，表症未除，故用柴胡、葛根、羌活解表；目赤口渴舌苔，里症又急，故用知母、石膏、甘草清里。更兼黄芩、花粉、枳壳、栀子、木通、赤苓、泽泻、竹叶、灯心分泻诸经之热，则表里兼治而病自愈也。

3. 祛瘟疫，辨春夏表里传变之异

鲁氏认为"瘟疫者，乃春夏间外感时症也，其症传变后与风寒颇同，初起时与风寒迥异。"施治之法因春夏时令不同亦有表、里、半表半里之不同。并对"瘟疫下不厌早"之说提出自己的不同见解，认为邪热正炽，毒客胃腑之际，不可骤用大黄、芒硝泻下之药，否则将致疹毒内归，热入心脏，昏沉而毙。提出当用疏表清里荡热之法，待验其舌有黄苔，腹满或痛而拒按，方用下法。且对愈后出现的夜间口渴烦热，失眠盗汗等阴水亏竭之症，提出地黄汤滋阴补水的调护之法。例如鲁氏化斑汤治五侄女瘟疫发斑案，认为春令外感瘟疫之症，莫不伤阴，宜以解表清里，兼之滋阴益津为要。若至里热炽盛，阴水将绝，则芩连知柏之属如杯水车薪，故用化斑汤人参、知母、石膏、甘草补元阳之气，济阴以生津，使阳生阴长，水升火降则斑毒自消。斑点消后残留肌热、口渴、目赤诸症，调方用柴葛解肌汤加党参数味以解肌退热。愈后因心神上损，肾水下亏，心肾不交，仍留昏睡如痴之症，故用生地、黄柏、五味子益阴生水，麦冬、茯神清心育神，酸枣仁、远志交通心肾，沙参、当归、白芍、炙甘草、荷叶蒂益气补血而使余症悉除。一案三方，井然有序而起死回生。

4. 疗诸痛，本中医辨证论治之理

诸痛类，鲁氏分别论述了头痛、肩背痛、胃脘痛、腹

痛、肋痛、胁痛、腰痛、少腹痛、腿足痛等 9 种疼痛的常见病因、分型和施治方药。例如头痛，鲁氏将头痛分为外感风寒、气虚、血虚、痰湿、阴虚、食积等不同类型，分别阐述其症状、脉象及适宜方药。鲁氏双补拈痛汤治吏部傅吏头痛案中，辨证认为"痛自鱼尾上攻脑后至发辫，星星如细筋抽引，此属血虚，至夜间丑寅之际痛甚，而日间觉空虚短神且恶劳动，又为气虚。"气血两亏，清阳不升，浊阴上壅，风火乘虚上入巅顶故作头痛。治以人参、黄芪、陈皮、炙甘草、生地、归身、白芍、川芎补气养血之剂，少佐菊花、桂枝、柴胡、姜枣疏肝祛风之味。阴阳气畅，气血得资，则浊邪下降，风火潜消，而头痛自止。

5. 析妇人，重调经理气虚实之要

鲁氏认为妇人属阴，以血为主，治法首重调经，经行依赖气之调配，故又当重视气的虚实、寒热、凝滞与否。论述了妇科经带胎产诸病的证治思路，并对干血痨的鉴别诊断及治疗提出了自己的认识。例如鲁氏通络调经汤治邻妇胸肋疼痛兼经闭案，认为痛则伤气，故形衰少气；气逆紊乱，中州虚馁，故不思饮食；气滞血阻，故月经间断；肝脾不调，故大便溏泄。提出了养气补血而兼寓通于补的治疗方针，故用生地、归、芍补血，参、芪、炙草益气，陈皮、泽兰、香附、紫苏、缩砂、龟板、益母草、生姜等寓通于补。通补兼施，而气畅经行，络通痛止。

四、结语

综上，鲁氏生平在笔者所及的历史文献当中未见记载，通过对鲁氏著作《鲁峰医案》的研究，笔者推断鲁峰，字观岱，清乾隆年间医家，曾于今北京市、河北省、辽宁省等地行医，救治患者上至达官贵人，下至商贩仆人，在当时应当小有名气。《鲁峰医案》目前仅存手抄孤本，藏于山东省图书馆，传播范围较小，因而未能引起足够的重视与研究。该书编撰体例独特，临床思路清晰，条理分明，汇集鲁氏二十余年临床经验，论方析药朴实而切用，阐发医理简练而明晰，具有较高的临床参考价值。

总 书 目

医　经

内经博议

内经精要

医经津渡

灵枢提要

素问提要

素灵微蕴

难经直解

内经评文灵枢

内经评文素问

内经素问校证

灵素节要浅注

素问灵枢类纂约注

清儒《内经》校记五种

勿听子俗解八十一难经

黄帝内经素问详注直讲全集

基础理论

运气商

运气易览

医学寻源

医学阶梯

医学辨正

病机纂要

脏腑性鉴

校注病机赋

松菊堂医学溯源

脏腑证治图说人镜经

内经运气病释

藏腑图书症治要言合璧

淑景堂改订注释寒热温平药性赋

伤寒金匮

伤寒考

伤寒大白

伤寒分经

伤寒正宗

伤寒寻源

伤寒折衷

伤寒经注

伤寒指归

伤寒指掌

伤寒点精

伤寒选录

伤寒绪论

伤寒源流

伤寒撮要

伤寒缵论

医宗承启

伤寒正医录

伤寒全生集

伤寒论证辨

伤寒论纲目

I

本　草

药征	识病捷法
药鉴	药征续编
药镜	药性提要
本草汇	药性纂要
本草便	药品化义
法古录	药理近考
食品集	炮炙全书
上医本草	食物本草
山居本草	见心斋药录
长沙药解	分类草药性
本经经释	本经序疏要
本经疏证	本经续疏证
本草分经	本草经解要
本草正义	分部本草妙用
本草汇笺	本草二十四品
本草汇纂	本草经疏辑要
本草发明	本草乘雅半偈
本草发挥	生草药性备要
本草约言	芷园臆草题药
本草求原	明刻食鉴本草
本草明览	类经证治本草
本草详节	神农本草经赞
本草洞诠	艺林汇考饮食篇
本草真诠	本草纲目易知录
本草通玄	汤液本草经雅正
本草集要	神农本草经会通
本草辑要	神农本草经校注
本草纂要	分类主治药性主治
	新刊药性要略大全

鼎刻京板太医院校正分类青囊药性赋　　济世碎金方

方　书

揣摩有得集

医便

噢斋急应奇方

卫生编

乾坤生意秘韫

袖珍方

简易普济良方

内外验方

名方类证医书大全

仁术便览

南北经验医方大成

古方汇精

新刊京本活人心法

圣济总录

众妙仙方

临证综合

李氏医鉴

医级

医方丛话

医悟

医方约说

丹台玉案

医方便览

玉机辨症

乾坤生意

古今医诗

悬袖便方

本草权度

救急易方

弄丸心法

程氏释方

医林绳墨

集古良方

医学碎金

摄生总论

医学粹精

辨症良方

医宗备要

卫生家宝方

医宗宝镜

寿世简便集

医宗撮精

医方大成论

医经小学

医方考绳愆

医垒元戎

鸡峰普济方

医家四要

饲鹤亭集方

证治要义

临证经验方

松厓医径

思济堂方书

济众新编

扁鹊心书

眼科开光易简秘本

眼科正宗原机启微

咽喉口齿

咽喉论

咽喉秘集

喉科心法

喉科杓指

喉科枕秘

喉科秘钥

咽喉经验秘传

养　　生

易筋经

山居四要

寿世新编

厚生训纂

修龄要指

香奁润色

养生四要

养生类纂

神仙服饵

尊生要旨

黄庭内景五脏六腑补泻图

医案医话医论

纪恩录

胃气论

北行日记

李翁医记

两都医案

医案梦记

医源经旨

沈氏医案

易氏医按

高氏医案

温氏医案

鲁峰医案

赖氏脉案

瞻山医案

旧德堂医案

医论三十篇

医学穷源集

吴门治验录

沈芊绿医案

诊余举隅录

得心集医案

程原仲医案

心太平轩医案

东皋草堂医案

冰壑老人医案

芷园臆草存案

陆氏三世医验

罗谦甫治验案

周慎斋医案稿

临证医案笔记

丁授堂先生医案

张梦庐先生医案

养性轩临证医案

养新堂医论读本